全图解

经络拍打对症

张静　魏乾坤　双福 ◎主编

 化学工业出版社

·北京·

内容简介

本书细致讲解拍打的基本常识、主要手法和拍打部位，与十四经脉相结合来系统且全面介绍拍打知识。从内科、外科、妇科、其他疾病及亚健康等方面分类介绍经络拍打的对症应用。全书配有详细的拍打动作及经络部位图解，方便读者学习使用。

本书可供中医院校学生和教师、中医临床工作者及拍打爱好者学习参考。

- -

图书在版编目（CIP）数据

对症经络拍打全图解/张静，魏乾坤，双福主编. —北京：化学工业出版社，2020.10（2024.10重印）
ISBN 978-7-122-37575-9

Ⅰ.①对…　Ⅱ.①张…　②魏…　③双…　Ⅲ.①经络-按摩疗法（中医）-图解　Ⅳ.①R244.1-64

中国版本图书馆CIP数据核字（2020）第155762号

- -

责任编辑：邱飞婵　满孝涵　　　统　　筹：
　　　　　　　　　　　　　　　　摄　　影：双福 SF 文化·出品　www.shuangfu.cn
责任校对：李雨晴　　　　　　　　装帧设计：

出版发行：化学工业出版社（北京市东城区青年湖南街13号　邮政编码 100011）
印　　装：北京缤索印刷有限公司
880mm×1230mm　1/24　印张8½　字数250千字　2024年10月北京第1版第3次印刷

购书咨询：010-64518888　　　　　　售后服务：010-64518899
网　　址：http://www.cip.com.cn
凡购买本书，如有缺损质量问题，本社销售中心负责调换。

定　　价：49.80元

前　言

社会发展，物质更加丰裕，劳动更加机械、智能化。人们的生活方式发生了天翻地覆的变化、久坐少动、多食辛辣等肥甘厚腻之物，导致亚健康状态越来越多。另外，人们对于养生保健的追求也越来越精致，中西医结合，充分发挥中医的保健养生作用，中医传统理论在现代社会的实践应用也愈发广泛。秉承中医养生理论，科学指导中医拍打技巧，将正确的中医理疗手段用在日常对症养生中正是本书的编写目的。

在日常生活中，当感觉呼吸不顺时就会拍拍胸口；当腰酸背痛的时候就会拍拍后背；当胃胀时就会拍拍腹部。这些都是中医拍打在日常生活中常见的实际应用。中医认为，经络穴位不通是造成身体生病的重要原因，而保持经络畅通则是中医养生的关键。在众多养生方法中，经络拍打有着要求低、操作简单、副作用小、见效快的特点。通过经络拍打，能够很好地刺激经络和穴位的运行，从而达到畅通经络、旺盛气血的目的，促进身体器官和系统的健康运转。

《黄帝内经》记载："经脉者，所以能决生死，处百病，调虚实，不可不通。"不难看出，保持身体经络的通畅，对人体健康有着很重要的作用，通过对经络进行一定的拍打，能够起到舒经活络、缓解疲劳、消解病痛、增进健康、预防疾病等效果。

本书是笔者和同行们多年经验的总结，是结合临床、教学的实践编写的拍打入门书籍，用深入浅出、简单直接和易懂好操作的文字及图片讲述拍打的基本知识和操作方法，力求读者通过本书，能够了解拍打知识并用到日常生活当中，让更多人体会中医拍打的实用。

本书虽经数次勘校，仍可能会有不足之处，敬请广大读者贡献您的宝贵建议，使本书更加完善。

编　者

2020年7月

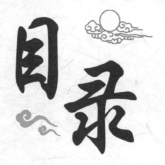

目录

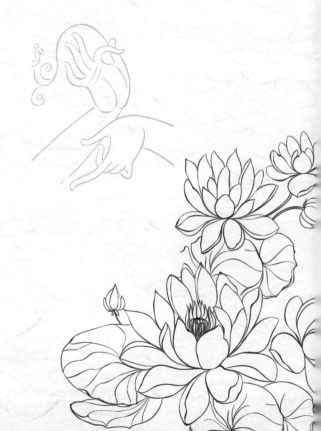

第一章

拍打经络通，健康问题一扫而光

中医认为，百病源于经络堵。

《医宗金鉴》则曰："气血郁滞，为肿为痛，宜用按摩法，按其经络，以通郁闭之气……其患可愈。"

人体的生命河流——经络

经络，是人体内一条隐秘的、肉眼看不见的生命河流。人体生命得以流动，全仰赖经络运行气血，联络脏腑肢节，沟通内外上下，调节人体功能。

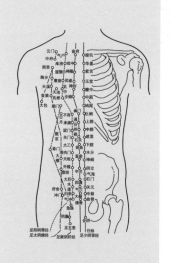

"经络"一词，最早见于我国著名医学著作《黄帝内经》。人体出现经络不通的问题，局部的感觉或冰冷，或低热，或酸痛，或麻木，等等，进而会发展成程度不同的疾病。治病当治本，所以我们需要疏通经络，打通气血运行的通路，才能达到缓解不适、根治疾病的目的。"百病源于经络堵"，相反的，经络疏通即百病消。

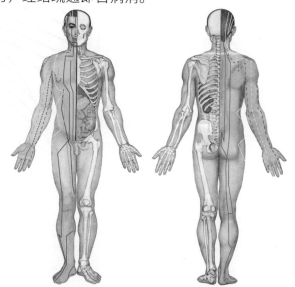

在中医理论及应用中，疏通经络、活血化瘀的方法有很多，比如针刺、刮痧、按摩及中药口服和外用等。经络拍打法，正和以上这些方法一样，都是疏通经络的方法。通过拍打，舒筋活血，激活人体的自愈力，使堵塞经络的因素慢慢消除。

疏通身体通道——经络拍打

经络拍打法主要以强身健体为目的,通过运用手指、掌、拳等循经拍打及拍击穴位或患处,以达到防病、祛病和有益身心的效果,其轻者为"拍",重者为"打",属于传统按摩疗法的一种常规治疗手法。

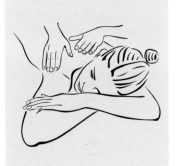

经络拍打好处多多

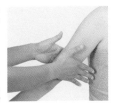

中医学认为，生病是由经络阻滞、气血虚弱、外邪入侵所致，通过辨证施治，对症拍打相关经络、穴位，可使经络通畅、气血旺盛，气血流动的阻碍消失，新陈代谢恢复正常，免疫力就会充分增强，从而达到防治疾病、"诸脉皆通，通则疾除"的效果。

此外，通过拍打经络，将体内某些代谢废物以"痧"这种形式排出体外，以增强人体自身的免疫力，激活人体强大的自愈力，达到自我康复的效果。因此，经络拍打好处多多，被很多中医医师及保健养生爱好者奉为保健养生佳法。

经络拍打的适用范围

（1）身体存在健康问题的人群。俗话说，人体自有"大药房"和"大膳厨"，意思就是说，人体内自有天生能量和自我调治能力。对于健康问题初露端倪的中老年人，经络拍打法能起到防病祛病、强身健体和延年益寿的作用。而且，相比其他健康疗法，经络拍打法无须用药，更简单易学、绿色健康。

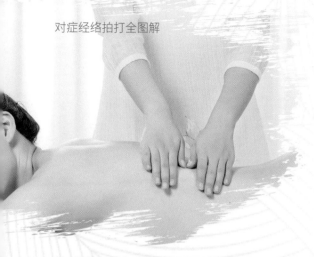

（2）长期久坐不动的人群。如司机、白领等，长期久坐，无法有多余的时间去运动健身，再加上平时工作和生活压力大，身体更是出现各种疾病或亚健康状态。经络拍打法是唤醒身体活力和提高免疫力的绝好方法。

（3）不明原因导致肩颈酸痛、眩晕、手麻、心悸等健康问题的人群。这种"不明原因"的症状，利用经络拍打法，可达到意想不到的效果。

经络拍打的禁忌

尽管经络拍打法治疗范围广泛，但也有许多禁忌，以下人群不宜进行经络拍打。

◆有出血性疾病者，如血小板减少、白血病、过敏性紫癜患者等。

◆严重糖尿病、恶性肿瘤、结核病及骨质疏松症患者。

◆骨折、急性扭伤患者。

◆有皮肤外伤或有明显炎症、红肿、渗液、溃烂者。

◆急性传染病、发热、精神病患者。

◆有严重的心、肺、肝、肾等重要脏器损害者。

◆孕妇及经期女性。

◆年老体弱、病重、病后极度衰弱者。

◆过饥、过饱及酒后神志不清者。

◆乳头、肚脐有原因不明的肿块者。

经络拍打要领掌握

虽然经络拍打法简单易操作，手法最原生态，但是经络拍打也要遵循一定的手法和要领。其手法的基本要领主要是持久、有力、均匀、柔和，从而达到渗透的目的。

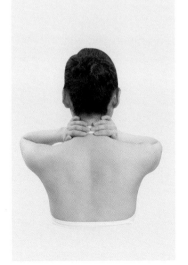

经络拍打的基本要领

①在拍打时要求从头到脚自然松弛。做到体松、肩松、臂松、腕松、指松。两脚自然踏地、分开、与肩同宽（或略宽），身体微微前倾，呼吸自然，如果拍打时感到呼吸急促，可改为深呼吸。拍打时放松各部位，要感觉到手是柔软、中空的，而不是僵硬和实心的。

②要求拍打的路线清晰、有规律。或者从上往下，或者从左往右，或者按经络循行路线等。

③拍打时手法要有弹性和韧性。要顺着肌肉的纹理来操作，切忌生硬地击打，要善用巧劲，勿用蛮力，以免造成"内伤"。

④拍打的频率要合适。拍打速度的快慢要根据每个人的体质和拍打的部位来确定，如背部心脏附近的拍打，就不能太快或太慢，不然会使人感到难受。

⑤拍打节奏要有艺术性。拍打时会发出清脆的响声，就像打击乐演奏一样。节奏明快的话，不仅悦耳动听，还可以使人身心放松、精神得到安慰、快乐。

⑥拍打时，除了要做到身体放松，心理也要平和放松。

⑦经络拍打时，注意呼吸的节奏。

经络拍打的基本手型

一般，经络拍打常用的基本手型有四种——拳、掌、勾、指。其中，五指并拢，握紧为拳，伸直则为掌；五指并拢伸直后，食指、中指、无名指和小指第二节指内弯曲成 90°为勾；指则为中指伸直，拇指、食指两指捏于中指的指节上，无名指、小指屈握。

经络拍打常用手型：

实掌：实掌是经络拍打使用最多的一种手型，拍打刺激大，效果明显。

空掌：为了减轻痛感，有时也可用空掌。将拇指与其他四指并拢，形成一个很浅的空心，其余手指依然平坦。

手背：如需要加强某些局部的刺激，可用手背拍打。以并排的手指背面指关节为主，因此处肉少，骨关节突出，比手掌更硬，所以拍打刺激更大。

拳头：有些较肥厚部位，如腹部、臀部、大腿等，可用拳头拍打，可加强穿透力，减小拍打声音。

此外，还可将手掌竖立且五指伸直紧靠，形如刀状，对手掌不易深入之处，如腋窝、大腿根部等处进行拍打。

经络拍打的基本手法

早上和傍晚，我们走在公园里，经常会看到和听到很多中老年人在拍打身体，双手对拍或拍背、拍腰，快慢节奏不一，声音有大有小。其实，很多人的"经络拍打"都是在乱拍乱打。经络拍打切忌乱拍乱打，因为乱拍乱打的后果可能不仅是对健康没起作用，而且会对身体造成"内伤"。因此，需要进行经络拍打理疗的人可以到正规的医院，如果想要自己拍打，那么你需要知道以下这些经络拍打的基本手法。

拍击法：用掌心、掌背、掌根，以虚掌拍打体表。此法适用于头、胸、腹、腰、背及四肢等部位。

拍抓法：用掌心拍打体表，五指屈曲轻抓体表肌肤。此法适用于胸、腹、臂、腿等部位。

拍旋法：用掌心拍打体表时，掌向外或向里旋转揉动。此法适用于胸、腹、四肢等部位。

拍颤法：用掌心拍打体表时，前臂和手掌的肌肉强力地静止性用力，产生振颤动作。适用于胸、腹、腰、背、臀、大腿等部位。

拳击法：用拳心、拳轮或掌背击打体表。此法适用于头、胸、腹、腰、背、臀及四肢等部位。

侧击法：手指自然松开，腕略背屈，用单手或双手小鱼际部位击打体表。此法适用于肩、胸、腹、腰、上肢或下肢等部位。

点击法：用中指指尖点击体表穴位。此法适用于周身经穴、经外奇穴及阿是穴。

点旋法：用中指指尖点击体表或穴位，中指向内或向外旋拧。此法适用于周身各大部位及各穴位。

叩击法：用四指指尖叩击体表。此法适用于头、胸、腹及四肢等部位。

扣拉法：用四指指尖叩击体表时，四指触及皮肤后立即后拉。此法适用于胸、腰、背、臀等部位。

抓拧法：用四指指尖叩击体表，指尖触及皮肤时，屈指用指腹抓住皮肤后向内或向外拧转。此法适用于胸、腹、臀、腰、背等部位。

棒击法：用桑枝棒等工具击打体表的方法。此法适用于身体面积较大的部位。

弹法：拇指与食指（或中指）对合如环状，拇指将食指（或中指）的指甲按住，然后用力使食指（或中指）从拇指后方滑出，连续弹击治疗部位。此法适用于全身，尤以头面、颈部最为常用。

经络拍打的顺序 ▶▶▶

（1）先拍头顶，次拍头两侧，再拍头后部、后颈部以及大椎。

（2）拍打肩部四周、背部，拍背部时先拍背部中央即督脉，再拍背部两侧。

（3）拍两侧腋窝及两胁内侧，有心脏、肺、乳腺疾病患者尤其要多拍此处。

（4）拍打胸腹部。以手掌轻拍胸部、上腹部及下腹部。胸腹部有任脉、手太阴肺经、手厥阴心包经、足阳明胃经、足少阴肾经、足太阴脾经、足厥阴肝经等经络循行。

（5）拍打双臂，先拍打左臂内侧，沿着左肩部、上臂、肘部、前臂、手腕、手心，再翻转手臂，拍打左臂外侧，沿着手背、手腕、前臂、肘部、上臂，回到肩部。总之，对双臂的内、外侧前部，内、外侧后部，以及内、外侧中部，进行轮流拍打，手臂拍打的顺序是先阴经后阳经。手臂有六条经络循行，分别为内侧的手太阴肺经、手厥阴心包经、手少阴心经和外侧的手阳明大肠经、手少阳三焦经和手太阳小肠经。

（6）拍打双腿，先拍打双腿外侧，再拍打尾椎骨，然后从两边臀部起，沿着腿部、膝盖外侧、脚踝部进行拍打；然后再拍打双腿内侧，从脚踝部起，沿着双腿内侧、膝盖内侧以及膝盖后的腘窝。总之，对两腿的外内侧前部、两腿的后内侧后部以及两腿的外内侧中部进行轮流拍打，腿部拍打的顺序是先阳经后阴经。臀部及腿上有足太阳膀胱经、足厥阴肝经、足少阳胆经、足太阴脾经、足阳明胃经、足少阴肾经六条经络循行。

（7）摩擦腰肾、脘腹部，双手叉腰，拇指在前，四指在后，先摩擦腰肾部，然后仍以双手叉腰，但拇指在后，四指在前，再摩擦脘腹部。

（8）最后，全身上下抖动放松，所谓百练不如一抖。

经络拍打的注意事项

◆对疼痛较敏感者，拍打时力度宜轻柔。

◆同一部位如果痧未退，不要带痧拍打，待痧退后再进行拍打。

◆拍打时应避风，不可用电风扇或空调直吹，以免风寒侵入引起疾病。

◆躯干的拍打主要作用于背部、腹部。胸前也可以拍打，但由于胸前靠近肺部，所谓"肺为娇脏"，拍打不当很容易受伤。

◆遇心慌、心悸、发热等病症时，可暂停拍打。

◆如出现烦躁不安、面色发白、冷汗、脉搏过快等反应，应立即停止拍打，可平卧并喝一些温热的糖水或盐水。

◆拍打前、后饮用温水一杯，可适当补充消耗的水分，既能防止头晕疲劳，还能促进新陈代谢，加快代谢物的排出。

◆拍打后洗浴要在 3 小时后，并要用热水，忌用凉水。

◆拍打后，积滞严重者，可用热毛巾热敷或药酒轻揉，不宜用冷水。

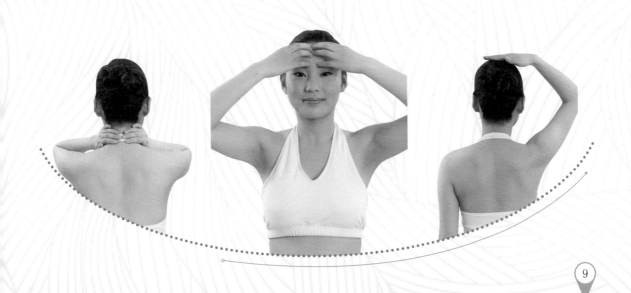

关于经络拍打的常见问题

Q：痧是什么？

A：痧，又称痧气、痧胀，按字义解释，"痧"是指有毒的沙子或小石。中医理论认为，痧为阴毒、寒湿之气的凝结体。痧中的毒主要有四类，风寒暑湿类外邪之毒、各类疾病之毒、长期服用药物及各种合成加工食品在体内形成的药毒、负面心态与情感所产生的毒素等。其中，第四种毒更严重，远胜于外邪之毒和药毒，是造成疾病的主因。皮肤被拍打后，皮肤表面会出现红、紫、黑等颜色的改变，这就是"出痧"。

Q：为什么拍不出痧？

A：有病就出痧，无病不出痧；病重痧就重，病轻痧就轻；痧色越深，说明体内之毒、寒、湿、热等病气越重。有些痧还会伴随包块、红肿出现。

Q：不出痧就代表健康吗？

A：虽然出痧与健康问题有密切关联，但是出痧与否不能作为判断身体是否健康的唯一标准。有些人即使明显有病也不易拍出痧，比如病重的人因气虚而无力推动血行，需多次拍、长时间拍打才能慢慢调出痧。

Q：拍打越痛越有效吗？

A：并不是拍打过程中越痛，拍打效果越好。经络拍打最重要的就是掌握好拍打的力度。拍打过痛，有可能并不能达到与痛感成正比的疗效。因此，拍打力度需要有个循序渐进的过程，尤其对于老年人或身体虚弱的患者，拍打的力度要慢慢增加，循序渐进。

Q：拍打时产生气味是怎么回事？

A：你可能会发现，一般重病患者，尤其是长期服药或输液的患者，在被拍打过程中会散发出各种异味。此外，在拍打期间，患者排出的大小便、汗液都比平时气味更大，这说明身体在排毒，中医称"气冲病灶"，俗称为好转反应。

第二章

拍打必知经脉，掌握身体的长寿密码

人体十二经脉，再加上奇经八脉中的任脉和督脉，合称十四经脉。

十四经脉是人体经络中最主要的部分，也是拍打运用中的主体。

手三阴经

《黄帝内经·灵枢·逆顺肥瘦》："手之三阴，从脏走手。"手三阴经是手太阴肺经、手少阴心经和手厥阴心包经的总称。

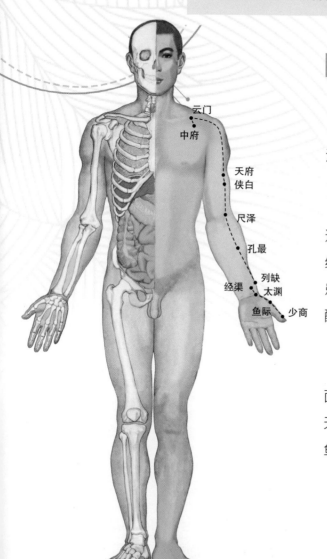

云门
中府
天府
侠白
尺泽
孔最
列缺
太渊
经渠
鱼际
少商

手太阴肺经 》》》

【经脉循行】

从肺系横出腋下，循上臂内侧，下向肘中，沿前臂内侧进入寸口，沿鱼际出拇指末端。

【主治病症】

肺经与肺、胃、大肠联系密切，肺经畅通也就保证了这些相关器官的正常功能。本经主要治疗咳、喘、咯血、咽喉痛等肺系疾患，以及经脉循行部位的肿痛、麻木、发冷、酸胀等症。

【经穴分布】

本经经穴分布在胸部的外上方、上肢掌面桡侧和手掌及拇指的桡侧，包括中府、云门、天府、侠白、尺泽、孔最、列缺、经渠、太渊、鱼际、少商，左右各 11 穴。

手少阴心经

【经脉循行】

起于心中，联系心系、肺、咽及目系，属心络小肠，浅出腋下，循行于上肢内侧后缘，止于小指桡侧末端。

【主治病症】

与心经联系最密切的脏腑是心脏，心脏主宰脏腑组织器官的生理活动和人体心理活动两个部分。本经主要治疗心、胸、神志及经脉循行部位的其他病症，如失眠、多梦、易醒、健忘、痴呆、手臂疼痛等。

【经穴分布】

本经经穴分布在腋下、上肢掌侧面的尺侧缘和小指的桡侧端，包括极泉、青灵、少海、灵道、通里、阴郄、神门、少府、少冲，左右各9穴。

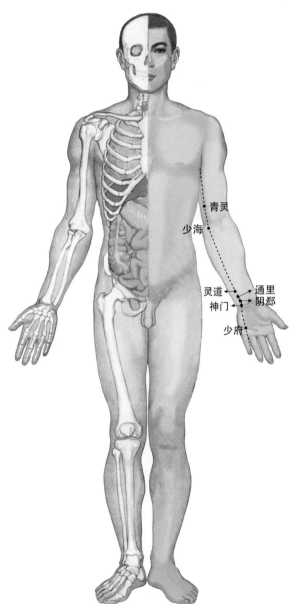

青灵
少海
灵道
通里
阴郄
神门
少府

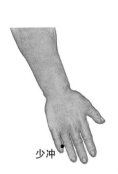

少冲

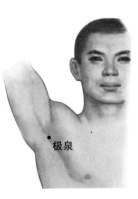

极泉

手厥阴心包经

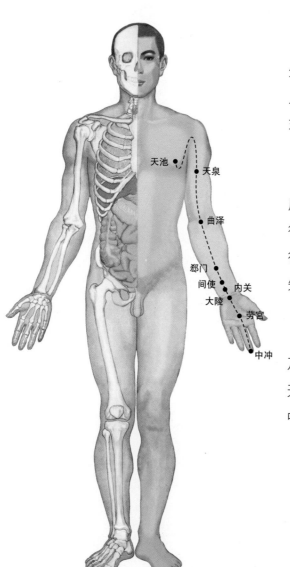

【经脉循行】

起于胸中，属心包，下膈，联络三焦；外行支出于侧胸上部，循行于上肢的中间部，入掌止于中指端；掌中分支止于环指（无名指）末端。

【主治病症】

心包常理解为心脏外面的一层包膜，是用来保护心脏的，可以帮助心脏功能正常运行。本经主要治疗心血管系统病症及经脉循行部位的病症，如心烦、心悸、心痛、神志失常、失眠、多梦、口疮口臭等。

【经穴分布】

本经经穴分布在乳旁、上肢掌侧面中间及中指末端，起于天池，止于中冲，包括天池、天泉、曲泽、郄门、间使、内关、大陵、劳宫、中冲，左右各9穴。

足三阴经

足三阴经，包括足太阴脾经、足少阴肾经、足厥阴肝经。分布在腿的内侧，属里。它们的循行方向均由足部经过下肢内侧、腹部抵止于胸部。

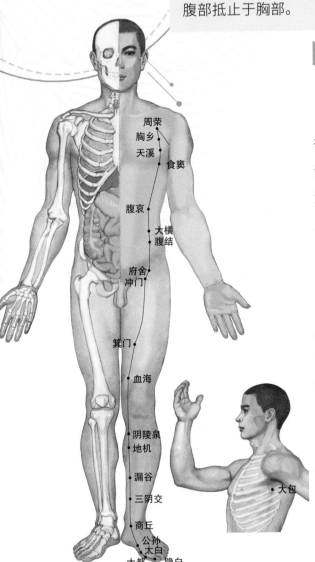

足太阴脾经

【经脉循行】

起于足大趾内侧端，上行过内踝的前缘，循行于小腿内侧前缘，经膝部内侧前缘入腹部，属脾络胃，向上穿过膈肌，沿食管两旁，连舌本，散舌下；腹部支脉，从胃部分出，上行过横膈，流注于心中，与手少阴心经相接。

【主治病症】

与脾经关系密切的脏腑有脾、胃、心，脾对于维持消化功能、益气通血有着重要作用。本经主要治疗胃病、妇科前阴病，如胃痛、胃胀、大便稀、消化不良，以及经脉循行部位出现的冷、酸、胀、麻、疼痛等不适感。

【经穴分布】

本经经穴分布在足大趾、内踝、下肢内侧、腹胸部第三侧线，包括隐白、大都、太白、公孙、商丘、三阴交、漏谷、地机、阴陵泉、血海、箕门、冲门、府舍、腹结、大横、腹哀、食窦、天溪、胸乡、周荣、大包，左右各 21 穴。

周荣
胸乡
天溪
食窦
腹哀
大横
腹结
府舍
冲门
箕门
血海
阴陵泉
地机
漏谷
三阴交
商丘
公孙
太白
大都　隐白
大包

足少阴肾经

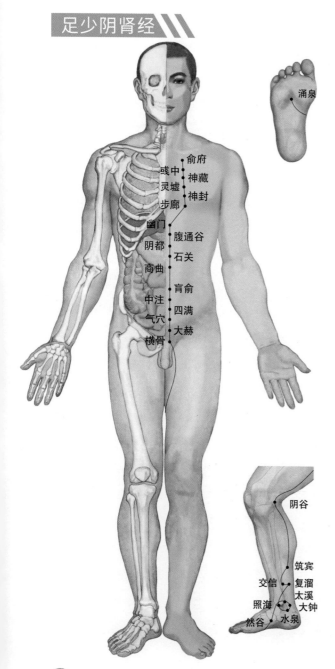

涌泉

俞府
彧中　神藏
灵墟　神封
步廊
幽门
　　腹通谷
阴都
　　石关
商曲
　　肓俞
中注　四满
气穴　大赫
横骨

阴谷

筑宾
交信　复溜
　　　太溪
照海　大钟
然谷　水泉

【经脉循行】

起于足小趾之下，斜走足心，经舟骨粗隆下、内踝后侧，沿小腿、腘窝、大腿的内后侧上行，穿过脊柱，属于肾，还出于前，向上行于腹部前正中线旁 0.5 寸及胸部前正中线旁 2 寸，止于锁骨下缘，络膀胱（部分经脉走行路线）。

【主治病症】

肾经是人体协调阴阳的经脉，也是维持体内水液平衡的主要经络。本经主要治疗妇科、前阴、肾、肺、咽喉病症，如月经不调、阴挺、遗精、小便不利、水肿、便秘、泄泻，以及经脉循行部位的病变。

【经穴分布】

本经经穴分布在足心、内踝后、跟腱前缘、下肢内侧后缘、腹部、胸部,起于涌泉，止于俞府，包括涌泉、然谷、太溪、大钟、水泉、照海、复溜、交信、筑宾、阴谷、横骨、大赫、气穴、四满、中注、肓俞、商曲、石关、阴都、腹通谷、幽门、步廊、神封、灵墟、神藏、彧中、俞府，左右各 27 穴。

足厥阴肝经

【经脉循行】

起于足大趾外侧，经足背、内踝前上行于大腿内侧，联系阴部，入体腔联系于胃、肝、胆、横膈、胁肋，经咽喉上联目系，上行出于额部，与督脉交会于巅顶部；目系支脉下经颊里，环绕唇内；肝部支脉上横膈，注于肺中。

【主治病症】

肝经属肝，络胆。肝藏血，具有贮藏血液和调节血量的功能。本经主要治疗肝胆病、神经系统疾病、生殖系统疾病及经脉循行部位的病症，如胸胁痛、遗尿、小便不利、遗精、月经不调、下肢痹痛等。

【经穴分布】

本经经穴分布在足背、内踝前、胫骨内侧面、大腿内侧、前阴、胁肋等，起于大敦，止于期门，包括大敦、行间、太冲、中封、蠡沟、中都、膝关、曲泉、阴包、足五里、阴廉、急脉、章门、期门，左右各14穴。

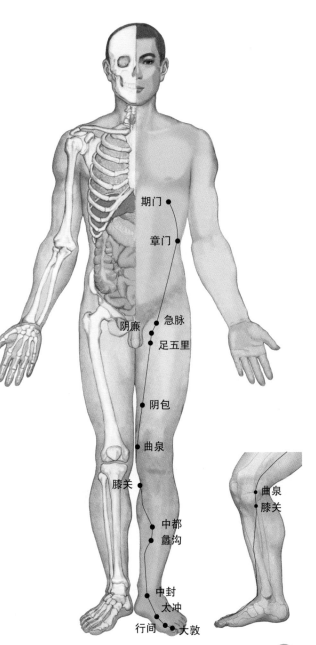

期门
章门
阴廉　急脉
足五里
阴包
曲泉
膝关
中都
蠡沟
中封
太冲
行间　大敦

曲泉
膝关

手三阳经

手三阳经是手阳明大肠经、手太阳小肠经和手少阳三焦经的总称，分布在手臂的外侧，属表。《黄帝内经·灵枢·逆顺肥瘦》："手之三阳，从手走头。"

手阳明大肠经

【经脉循行】

起于示指（食指）末端，沿示指（食指）、虎口循行进入肘外侧，经上臂外侧入肩，于肩缝前部循行入颈部，入下齿，过人中，止于对侧鼻翼。

【主治病症】

大肠经对淋巴系统有自然保护功能，经常刺激可增强人体免疫力。本经主要治疗头面五官疾患、咽喉病、热病、皮肤病、肠胃病症，如眼睛干涩、流涕、鼻出血、牙龈肿痛、肠鸣、腹泻等，以及经脉循行部位的其他病症。

【经穴分布】

本经一侧 20 穴（左右两侧共 40 穴），其中 15 穴分布于上肢背面的桡侧，5 穴在颈、面部，包括商阳、二间、三间、合谷、阳溪、偏历、温溜、下廉、上廉、手三里、曲池、肘髎、手五里、臂臑、肩髃、巨骨、天鼎、扶突、口禾髎、迎香。

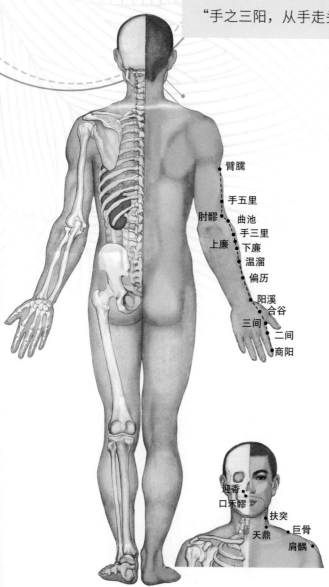

臂臑
手五里
肘髎　曲池
上廉　手三里
下廉
温溜
偏历
阳溪
合谷
三间
二间
商阳

迎香
口禾髎
扶突
天鼎　巨骨
肩髃

手太阳小肠经

【经脉循行】

起于小指尺侧端，循行于上肢外侧的后缘，绕行肩胛部，内行从缺盆络心，属小肠，联系胃、咽；上行从缺盆至目外眦、耳，分支从面颊抵鼻，止于目内眦。

【主治病症】

小肠经是反映心脏功能的镜子。心与小肠相表里，小肠经是靠心经供血的，如果心脏有问题，小肠经就先有征兆。本经主要治疗咽痛、眼痛、头痛等头面部病症，以及经脉循行部位的其他病症，如肩痛、落枕等。

【经穴分布】

本经经穴分布在指、掌尺侧，上肢背侧面的尺侧缘，肩胛，面部，包括少泽、前谷、后溪、腕骨、阳谷、养老、支正、小海、肩贞、臑俞、天宗、秉风、曲垣、肩外俞、肩中俞、天窗、天容、颧髎、听宫，左右各 19 穴。

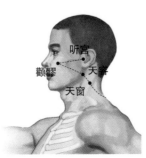

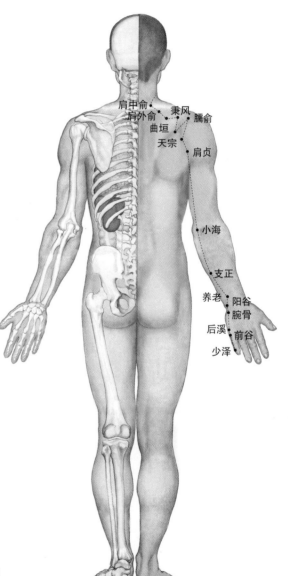

手少阳三焦经

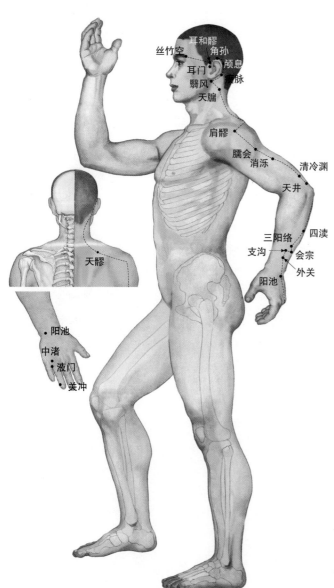

【经脉循行】

起于环指（无名指）末端，循行于上肢外侧中间部，上肩，经颈部上行联系耳内及耳前后、面颊、目外眦等部；体腔支从缺盆进入，联系心包、膻中、三焦等。

【主治病症】

三焦经是人整个体腔的通道，负责通调水道、运化水谷，合理分配使用全身气血和能量。本经主要治疗五官病症及经脉循行部位的病症，如偏头痛、耳聋耳鸣、咽喉肿痛、眼痛、肋间神经痛、肘关节屈伸不利等，以及经脉循行部位的其他病症，如肩痛、落枕等。

【经穴分布】

本经经穴分布在无名指外侧，手背、上肢外侧面中间，肩部，颈部，耳翼后缘，眉毛外端，起于关冲，止于丝竹空，包括关冲、液门、中渚、阳池、外关、支沟、会宗、三阳络、四渎、天井、清冷渊、消泺、臑会、肩髎、天髎、天牖、翳风、瘈脉、颅息、角孙、耳门、耳和髎、丝竹空，左右各 23 穴。

足三阳经

足三阳经，是足阳明胃经、足太阳膀胱经、足少阳胆经的总称，分布在腿的外侧和后侧，属表。《黄帝内经·灵枢·逆顺肥瘦》："足之三阳，从头走足。"

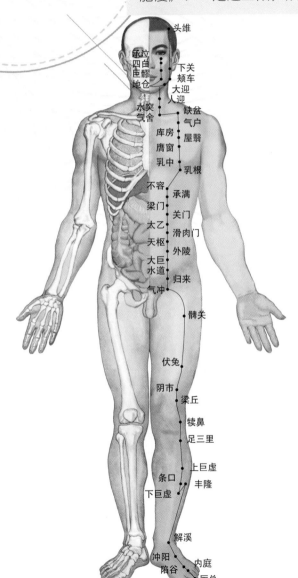

头维
承泣
四白
巨髎
地仓
水突
气舍
下关
颊车
大迎
人迎
缺盆
气户
库房
膺窗
乳中
屋翳
乳根
不容
承满
梁门
关门
太乙
滑肉门
天枢
外陵
大巨
水道
归来
气冲
髀关
伏兔
阴市
梁丘
犊鼻
足三里
上巨虚
条口
丰隆
下巨虚
解溪
冲阳
陷谷
内庭
厉兑

足阳明胃经

【经脉循行】

起于鼻翼旁，交鼻根，旁约太阳之脉，下循鼻外，入上齿中，还出挟口，环唇，下交承浆，却循颔骨后下廉，出大迎，循颊车，上耳前，过上关，循发际，至额颅（部分经络循行路线）。

【主治病症】

与胃经关系最紧密的腑脏是胃和脾。人体主要依赖脾和胃运化水谷和受纳腐熟食物，使全身腑脏经络得到充分的营养。本经主要治疗五官、肠胃病症及本经循行部位病痛，如腹痛、胃痛、呕吐、牙痛、下肢关节痛等。

【经穴分布】

足阳明胃经经穴分布在头面部、颈项部、胸腹部、下肢的前外侧面，包括承泣、四白、巨髎、地仓、大迎、颊车、下关、头维、人迎、水突、气舍、缺盆、气户、库房、屋翳、膺窗、乳中、乳根、不容、承满、梁门、关门、太乙、滑肉门、天枢、外陵、大巨、水道、归来、气冲、髀关、伏兔、阴市、梁丘、犊鼻、足三里、上巨虚、条口、下巨虚、丰隆、解溪、冲阳、陷谷、内庭、厉兑，左右各 45 穴。

足太阳膀胱经 \\\\\\

【经脉循行】

起于目内眦，循行至头顶并入络脑；分支至耳上角，在枕部分出两支向下，分别循行分布于背、腰、臀部，入内属膀胱络肾，向下贯臀，在腘窝相合后循行于小腿后侧，止于小趾外侧端。

【主治病症】

膀胱经在人体背部的腧穴与脏腑分布位置相对应，具有调节脏腑的重要作用。本经主要治疗泌尿生殖系统、神经系统、呼吸系统、循环系统、消化系统及本经循行部位等的诸多病症。

【经穴分布】

本经经穴分布在眼眶、头、项、背腰部的脊柱两侧，下肢后外侧及小趾末，包括睛明、攒竹、眉冲、曲差、五处、承光、通天、络却、玉枕、天柱、大杼、风门、肺俞、厥阴俞、心俞、督俞、膈俞、肝俞、胆俞、脾俞、胃俞、三焦俞、肾俞、气海俞、大肠俞、关元俞、小肠俞、膀胱俞、中膂俞、白环俞、上髎、次髎、中髎、下髎、会阳、承扶、殷门、浮郄、委阳、委中、附分、魄户、膏肓、神堂、譩譆、膈关、魂门、阳纲、意舍、胃仓、肓门、志室、胞肓、秩边、合阳、承筋、承山、飞扬、跗阳、昆仑、仆参、申脉、金门、京骨、束骨、足通谷、至阴，左右各 67 穴。

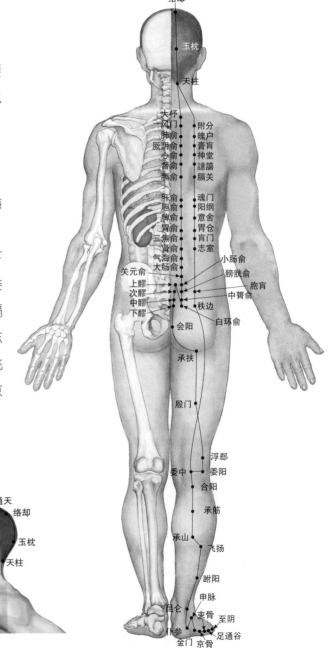

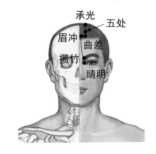

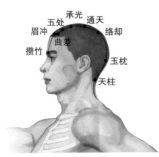

足少阳胆经

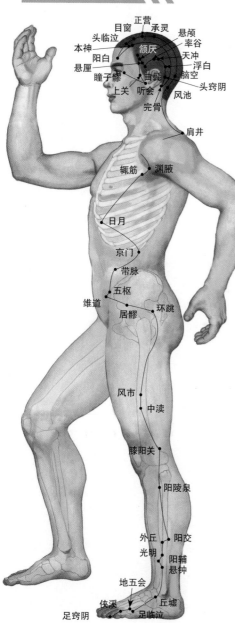

【经脉循行】

起于目外眦，向上到达额角部，向后行至耳后，外折向上行，经额部至眉上，复返向耳后，再沿颈部侧面行于手少阳三焦经之前，至肩上退后，交出于手少阳三焦经之后，向下进入缺盆部（部分循环路线）。

◎缺盆部直行的脉：从锁骨上窝下行腋部，沿着侧胸部，经过季胁，向下会合前脉于髋关节部，再向下沿着大腿的外侧，出于膝外侧，下行经腓骨前面，直下到达腓骨下端，再下行到达外踝的前面，沿足背部，进入足第四趾外侧端（足窍阴）。

◎足背部支脉：从足背分出，沿着第一、二跖骨之间，出于大趾端，穿过趾甲，回过来到趾甲后的毫毛部（大敦，属肝经），与足厥阴肝经相接。

【主治病症】

胆经贯穿全身上下，联系部位多，功能广泛。所以胆经是养生界的"明星"经脉。本经主要治疗肝胆病、头面五官病症及经脉循行部位的病症，如急慢性胆囊炎、各种慢性肝炎、胆怯易惊、面神经麻痹、耳鸣耳聋等。

【经穴分布】

本经经穴分布在目外眦、颞部、耳后、肩部、胁肋、下肢外侧、膝外侧、外踝的前下方、足第四趾端等部位，起于瞳子髎，止于足窍阴，包括瞳子髎、听会、上关、颔厌、悬颅、悬厘、曲鬓、率谷、天冲、浮白、头窍阴、完骨、本神、阳白、头临泣、目窗、正营、承灵、脑空、风池、肩井、渊腋、辄筋、日月、京门、带脉、五枢、维道、居髎、环跳、风市、中渎、膝阳关、阳陵泉、阳交、外丘、光明、阳辅、悬钟、丘墟、足临泣、地五会、侠溪、足窍阴，左右各 44 穴。

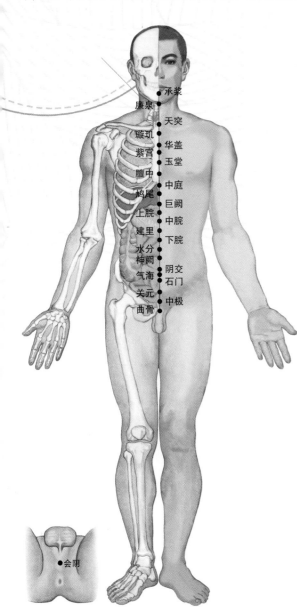

任脉

【经脉循行】

任脉起于小腹内，下出会阴部，向前上行于阴毛部，在腹内沿前正中线上行，经关元等穴至咽喉部，再上行环绕口唇，经过面部，进入目眶下，联系于目。

【主治病症】

任脉循行路线和人体的生殖系统相对应，与女子经、带、胎、产等关系密切，是女性健康的保护神。本经主要治疗上腹部消化系统疾病、胸部呼吸系统疾病，以及下腹部生殖泌尿系统疾病，如咳嗽、呕吐、呃逆、月经不调、痛经、遗精、早泄、小便不利等。

【经穴分布】

本经经穴主要分布在会阴部、腹胸前正中线、颈部、颏部，起于会阴，止于承浆，包括会阴、曲骨、中极、关元、石门、气海、阴交、神阙、水分、下脘、建里、中脘、上脘、巨阙、鸠尾、中庭、膻中、玉堂、紫宫、华盖、璇玑、天突、廉泉、承浆，共计 24 穴。

督脉

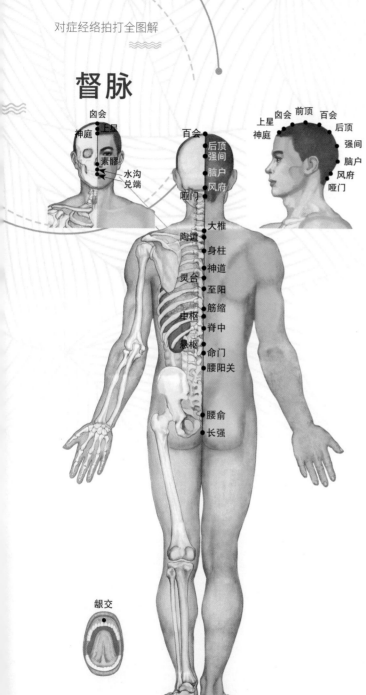

囟会 前顶 百会
上星 神庭 后顶
强间
脑户
风府
哑门

百会
后顶
强间
脑户
风府
哑门

大椎
陶道
身柱
神道
灵台
至阳
筋缩
中枢
脊中
悬枢
命门
腰阳关
腰俞
长强

囟会
神庭 上星
素髎
水沟
兑端

龈交

【经脉循行】

起于小腹内，下出于会阴部，向后、向上行于脊柱的内部，上达项后风府，进入脑内，上行巅顶，沿前额下行鼻柱，止于上唇内龈交。

【主治病症】

督脉总管一身阳气，主生殖功能，特别是男性生殖功能。本经主要治疗神经系统疾病、泌尿生殖系统疾病、热性病症以及经脉循行部位的病症，如中风、健忘、头痛、发热、精冷不育、脊柱强痛、颈椎痛等。

【经穴分布】

本经经穴分布在骶腰背后正中线上、头部、面部，起于长强，止于龈交，包括长强、腰俞、腰阳关、命门、悬枢、脊中、中枢、筋缩、至阳、灵台、神道、身柱、陶道、大椎、哑门、风府、脑户、强间、后顶、百会、前顶、囟会、上星、神庭、素髎、水沟、兑端、龈交，共计28穴。

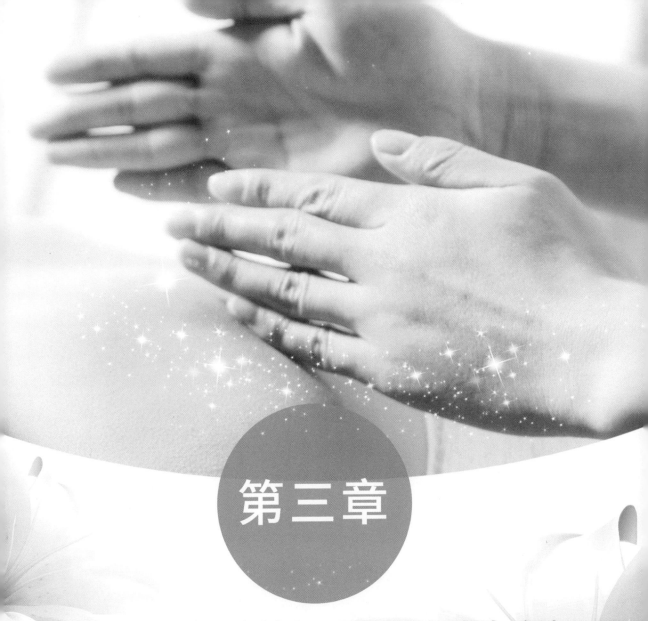

第三章

了解有效部位拍打，唤醒身体自愈力

　　有效部位的拍打包括全身拍打，也包括局部拍打。全身拍打使全身的经络、气血得以畅通，通则无病，并从整体上增强各大系统器官、细胞的良性功能；局部拍打是指拍打身体的某个部位，如头面部、上肢、下肢、胸部、腹部、腰部、背部等部位，所产生的效果不尽相同。

全身拍打

全身拍打是指拍打全身每一个部位，即把全身的侧面、正面、背面先从上到下，再从下到上做一次整体性的拍打。全身拍打，使全身经络处于通畅状态，有助于促进血液循环，增强新陈代谢，焕发生命活力。

拍打侧面

【功效】通畅经络，促进血液循环。

【拍打方法】

①双手从身体两侧缓缓举至头顶，用四指拍打头顶。

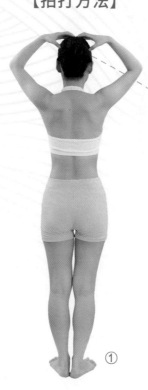

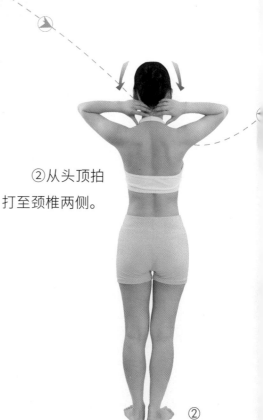

②从头顶拍打至颈椎两侧。

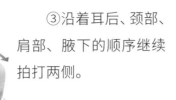

③沿着耳后、颈部、肩部、腋下的顺序继续拍打两侧。

④顺势往下变掌拍打肋部、腰部、大腿、膝关节、小腿、踝关节。

⑤拍打完踝关节后，按原路返回，从下往上，缓缓地拍打至颈椎两侧。

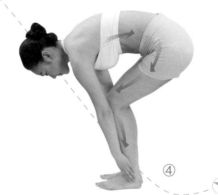

③

④

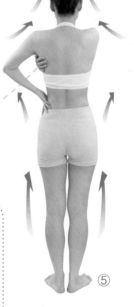

⑤

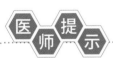
医师提示

☑当手掌拍打大腿部位完毕，逐渐向膝关节部位移动时，应配合下蹲的动作。

☑移动时，一定要缓而慢，一个来回在 2 ～ 3 分钟。

☑拍打肩部时，一手随肩摆动。

拍打正面 ⟩⟩⟩

【**功效**】 增强新陈代谢。

【**拍打方法**】

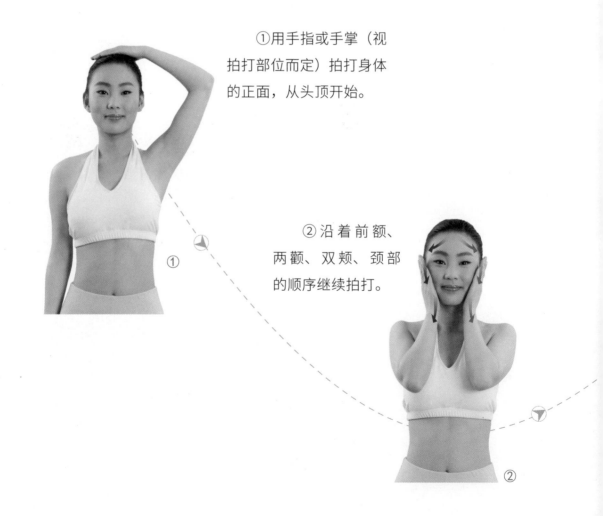

①用手指或手掌（视拍打部位而定）拍打身体的正面，从头顶开始。

②沿着前额、两颧、双颊、颈部的顺序继续拍打。

③再向下拍打胸、腹部。

④最后向大腿、膝关节、小腿、踝关节、足面拍打，然后再照原路返回，完成动作。

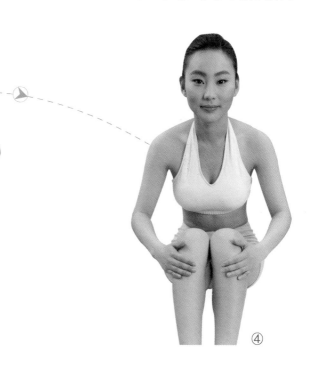

③

④

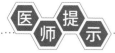

☑ 拍打膝关节时，用手掌包住膝关节，拍打时以手掌与膝关节的接触面积越大越好。

☑ 重点拍打腹部关元。

☑ 在拍打腹部时，腹肌必须先用力，否则容易使内脏受伤。

拍打背面 》》》

【功效】缓解腰腿疼痛，增强身体素质。

【拍打方法】

①用手指或手掌或手背（视拍打部位而定）拍打身体的背面，从头顶开始。

②向后拍打头后部、颈后部。

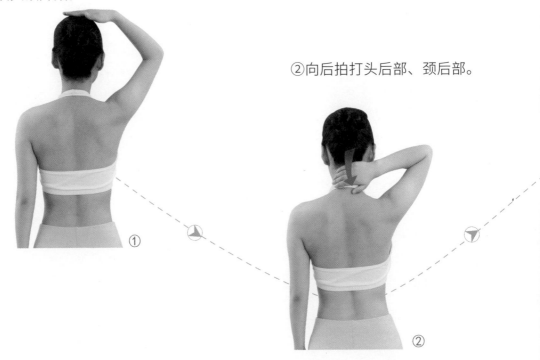

① ②

③再拍打后背部。

⑤最后依次拍打大腿、腘窝、小腿、踝关节。

④拍打腰部、臀部。

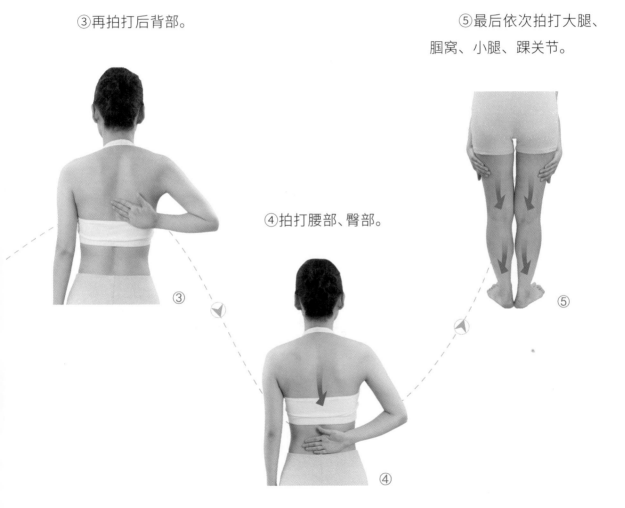

③

④

⑤

头面部拍打

头部拍打可以使脑血管得以畅通。尤其适合脑力劳动者。

面部拍打对皮肤有一定的好处，能收缩毛孔，使皮肤紧致。

一般而言，面部拍打时用力宜小，尤其是眼眶周围，不可猛拍。头部拍打时用力可稍大，特别是头顶，如用手掌拍打尤嫌力量不足，可用掌跟拍打。

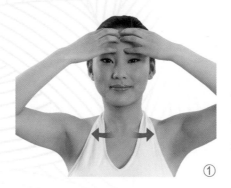

①

①站位或坐位，从前到后，两手同时用轻或中等力度拍打头部。

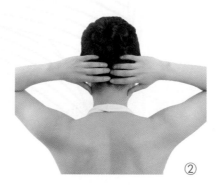

②

②再从后至前拍打，反复拍打 50～100 下。

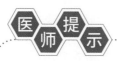

医师提示

拍打时重点拍打头顶部百会，能有效防治脑动脉硬化，还有很好的调节血压的功效。

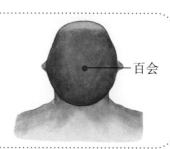

百会

拍打颈至前额部

【功效】缓解大脑供血不足，使颈部肌肤紧致。

【拍打方法】

①站位或坐位，双目平视前方，全身放松，呼吸自然，沉肩坠肘，举起双臂拍打后颈部。

②逐渐向上拍打，一直拍到前额部，再从前额部向后拍打，直到后颈部。如此反复 5～8 次。

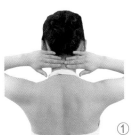
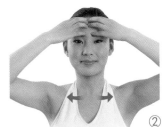

指拍鼻翼

【功效】防治反复感冒。

【拍打方法】

①手指并拢，以两手的中指和食指为主，从鼻翼旁的迎香起交替或同时拍打鼻翼两旁。

②逐渐拍打至鼻根处，再向下拍打至迎香止，以鼻腔内感觉发热为度。

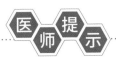

医师提示

指拍鼻翼两侧可以刺激大肠经，中医认为肺与大肠相表里，"肺主呼吸"，拍打时能有效增强免疫力，防治反复感冒。

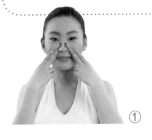
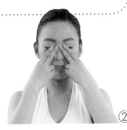

拍打面部

【功效】 收缩毛孔、增加面部肌肉张力。

【拍打方法】

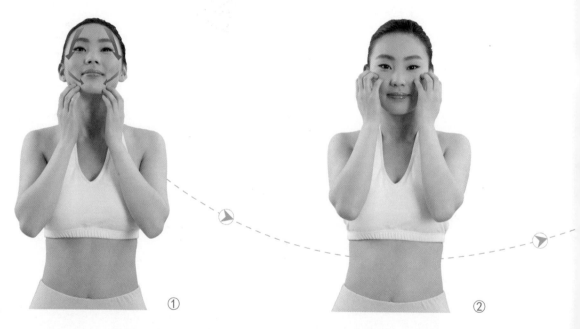

①四指并拢，用指面轻轻拍打面部，依次拍打额头、两颊、下颏等部位，共 2～3 分钟即可。

②再从两颊一边拍打一边画圈，逐渐拍打到耳前，反复拍打半分钟。

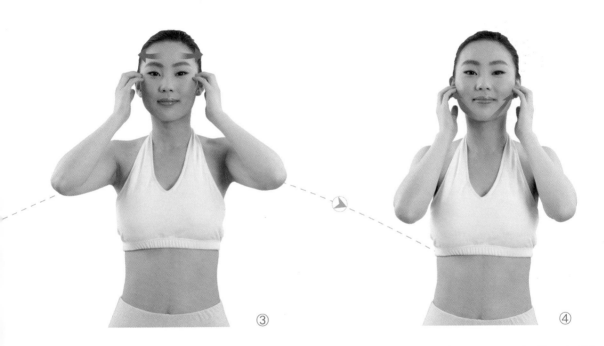

③

④

③再轻轻拍打额头，由额头中心往面部两侧拍打，一边拍打一边画圈，反复拍打半分钟。

④拍打下颌时，从下颌往两侧斜上方拍打到耳下方。也是一边拍打一边画圈，反复拍打半分钟。

上肢拍打

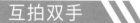 互拍双手

【功效】防病强身、缓解手指麻木。

【拍打方法】

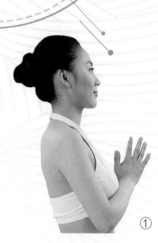
①

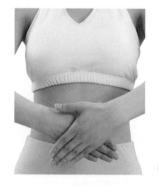
②

①伸出双手，张开五指，将一只手的手掌及手指对准另一只手的手掌和手指，用力均匀地进行拍打。

②先用右手掌拍打左手背20～30下，再用左手掌拍打右手背20～30下，如此两只手交替，反复拍打，直至手背发红、发热。

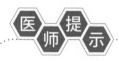 医师提示

手上直接循行的有6条经络，互拍手掌，有沟通阴阳气血的作用，对气血不通所致的手指麻木效果较好。

拍打手臂

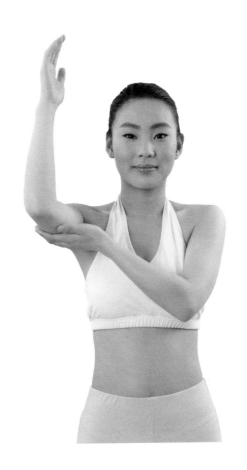

【功效】减轻"蝴蝶袖"，缓解上肢麻木。

【拍打方法】

　　用左手拍打右上臂，用右手拍打左上臂，一般每侧拍打 100～200 下，每天早起和睡前各拍打 1 次。

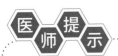

　　拍打手臂不仅能帮助减轻"蝴蝶袖"，对于上臂肌肉发育不良、上肢麻木及半身不遂等也有一定的效果。

拍打肘部

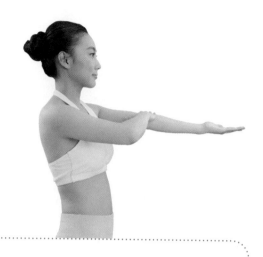

【功效】 保健心肺，促进睡眠。

【拍打方法】

先将左手臂伸直，右手四指并拢，轻轻拍打左侧肘窝和肘窝内侧，拍打数十下后，换右手臂伸直，用左手四指拍打右侧肘窝和肘窝内侧。如此交替拍打，直至拍打部位发红发热。

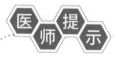

心肺有疾病的患者，常常能在其肘窝部位摸到一个压痛点，"不通则痛"，说明心肺经脉有瘀阻。中医学认为"心主神志"，睡眠不足与心经不通有关，而肘窝内侧是心包经循行的部位。因此拍打肘部既能祛瘀阻，又能助睡眠。

拍打肩关节

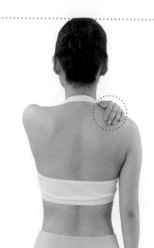

【功效】 防治肩周炎。

【拍打方法】

站位或正坐于椅子上，用健侧手掌掌心拍打患侧肩关节部位，以发红发热为度。

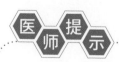

对于已经产生肩关节粘连者，在进行拍打之前，应配合做上臂外展、外旋、上举和背后等被动活动，以解除肩关节粘连。

下肢拍打

拍打腿部前侧面

【功效】缓解下肢静脉曲张和水肿。

【拍打方法】

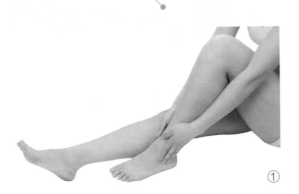

①

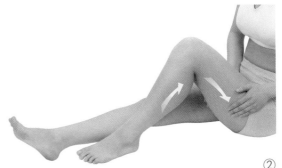

②

①坐位，上身前俯，双手自然伸出，两掌相对，自脚踝处开始拍打。

②逐渐向上拍打到小腿，再继续向上拍打到大腿，反复进行。一般需拍打200下以上。右腿拍打的动作、要求与左腿相同。

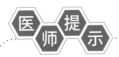

医师提示

静脉曲张者在早期就应该尽早拍打下肢，使气血顺畅。如迁延日久，至经脉盘曲，这时需要借助其他医疗手法。

拍打膝盖与腘窝 \\\

【功效】缓解膝关节无力，防治腿部疼痛。

【拍打方法】

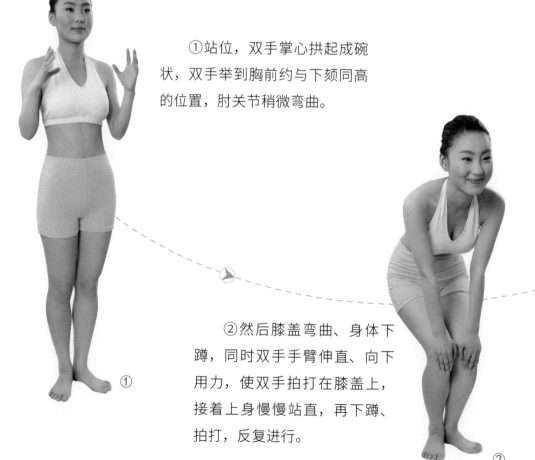

①站位，双手掌心拱起成碗状，双手举到胸前约与下颏同高的位置，肘关节稍微弯曲。

②然后膝盖弯曲、身体下蹲，同时双手手臂伸直、向下用力，使双手拍打在膝盖上，接着上身慢慢站直，再下蹲、拍打，反复进行。

①

②

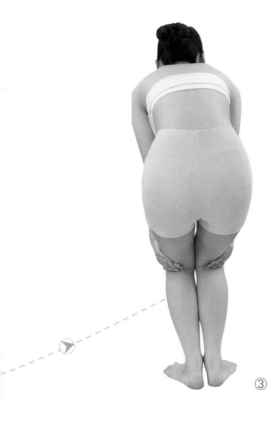

③站立，弯腰，双手拍打腘窝。每次拍打 10 ～ 15 分钟，每天 2 ～ 3 次。

③

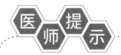

医师提示

腘窝的正中是委中，它主要是治疗腰腿疼痛。此外，如果中暑后，立刻蘸凉水在腘窝处拍打，用力稍重直至出痧，能有效缓解中暑症状。

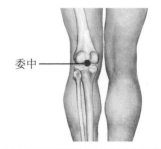

委中

拍打臀部及腿后部

【功效】 防治坐骨神经痛，提臀。

【拍打方法】

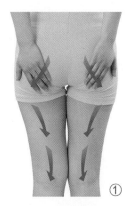

①

①站位，五指自然张开，掌根用力，拍打臀部、大腿及小腿后面正中部位。

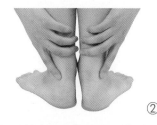

②

②最后拍打到脚踝与跟腱之间的昆仑。用力先轻后重，以拍打部位深处感到酸、胀、沉重、麻木为佳，每天早、晚各1次，每次拍打15～20分钟。

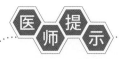

医师提示

拍打臀部及大腿后部主要是拍打坐骨神经，对压痛点进行重点拍打，能有效止痛和治痛，此外，更有助于锻炼臀大肌。

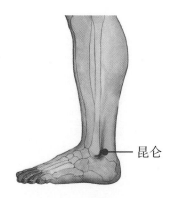

昆仑

胸背部拍打

拍打胸部

【功效】缓解胸闷、气短。

【拍打方法】

站位，全身自然放松，先用左手手掌拍打右侧胸部 20～30 下，再用右手手掌拍打左侧胸部 20～30 下。

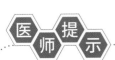

医师提示

☑胸前为胸闷感觉最明显的部位，拍打胸部能充分刺激膻中，帮助宽胸理气。

☑拍打时，应注意力度轻柔、节律和缓。

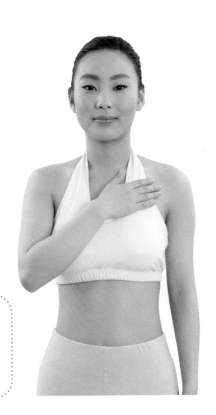

拍打背部 >>>

【**功效**】 缓解身体僵硬。

【**拍打方法**】

可以先将左手伸至背后，用手背去拍打右侧背部，再用右手拍打左侧背部。每侧各拍打 100 ～ 200 下。

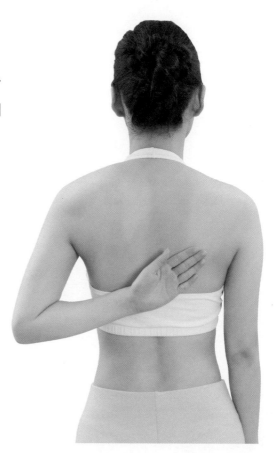

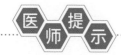

也可将一侧手伸至头后去拍打另一侧背部。

腰腹部拍打

环腰拍打

【功效】缓解腰部酸痛。

【拍打方法】

　　站位，全身放松，双手自然张开或呈半握拳状态，当腰向右转动时，带动左上肢及手部向腹部拍打，同时右上肢及右手背向腰部拍打。另一侧也是如此，反复进行，共拍打 10 ～ 15 分钟。每天早、晚各 1 次。

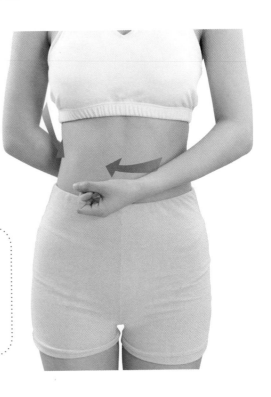

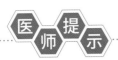

　　转腰拍打可以活动腰部、疏通气血、使手臂轻松，同时拍打腹部、腰部，前后力量相对应，效果好。

拍打小腹

【功效】 缓解痛经。

【拍打方法】

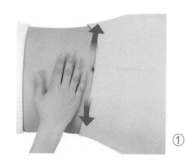

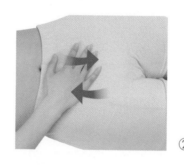

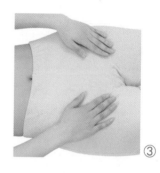

①仰卧，反复用四指或手掌对平行绕脐一周部位进行拍打。

②然后自脐下方开始拍打，边拍打边逐渐下移至耻骨联合上方止，再向上拍打，逐渐上行至脐下方。

③继续拍打两侧腹股沟部位，如此反复拍打，直至小腹深处感觉温热为止。

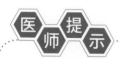

拍打小腹对原发性痛经的效果较好，如痛经延及腰骶部，可加拍打腰骶部。

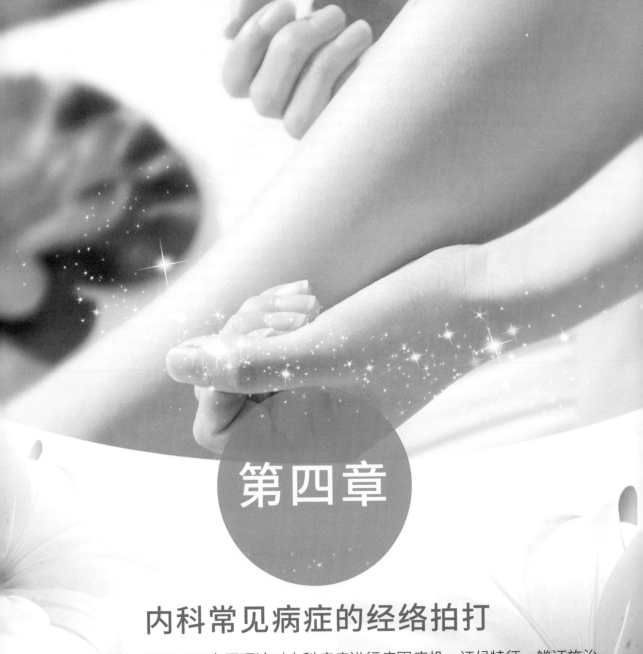

第四章

内科常见病症的经络拍打

中医内科主要是运用中医理论对内科疾病进行病因病机、证候特征、辨证施治以及预防、康复、调摄的研究和阐释。中医理论中的"经络"是联系体表与内脏的桥梁，当经络分布沿线出现阻塞不通的问题，进而导致气血运行不通畅时，便会影响内脏功能。

感冒

感冒是感受触冒风邪或时行病毒，引起肺卫功能失调，出现鼻塞、流涕、喷嚏、头痛、恶寒、发热、全身不适等主要临床表现的一种外感疾病。感冒又有伤风、冒风、伤寒、冒寒、重伤风等名称。

辨证分型

◎风寒感冒：恶寒重，发热轻，无汗，头痛，肢节酸痛，鼻塞声重，时流清涕，喉痒，咳嗽，咳稀薄白痰，舌苔薄白，脉浮或浮紧。

◎风热感冒：发热，微恶风寒，或有汗，鼻塞喷嚏，流稠涕，头痛，咽喉疼痛，咳嗽痰稠，舌苔薄黄，脉浮数。

◎暑湿感冒：发生于夏季，面垢身热汗出，但汗出不畅，身热不扬，身重倦怠，头昏重痛，或有鼻塞流涕，咳嗽痰黄，胸闷欲呕，小便短赤，舌苔黄腻，脉濡数。

有效经络及穴位

【有效经络】

足太阳膀胱经   足太阴脾经   手太阴肺经

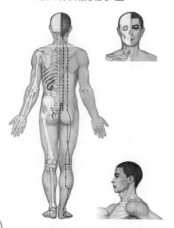 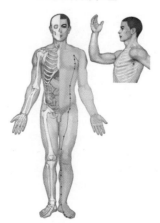 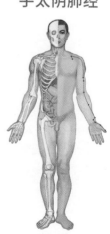

【有效穴位】

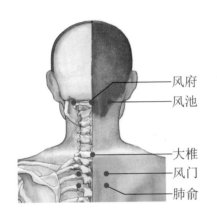

大椎： 在后正中线上，第 7 颈椎棘突下凹陷中。

风府： 在后正中线上，入后发际上 1 寸。

风池： 在项部，当枕骨之下，与风府相平，胸锁乳突肌与斜方肌上端之间的凹陷处，左右各 1 穴。

肺俞： 在背部，当第 3 胸椎棘突下，旁开 1.5 寸，左右各 1 穴。

风门： 在背部，当第 2 胸椎棘突下，旁开 1.5 寸，左右各 1 穴。

对症经络拍打方法

【基本拍打】

①双手掌对称拍打两侧后颈部，从上往下，往复拍打 5 分钟，以颈部微热为宜。

②重点拍打大椎、风府、风池。

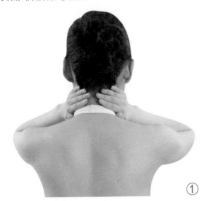

①

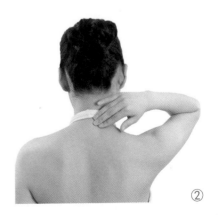

②

【随证加减】

≫ 风寒感冒需加

①双手交替拍打两侧手太阴肺经，从上到下，分别往复拍打5分钟，以局部微热为宜。

②双手交替拍打两侧足太阳膀胱经，重点拍打背部穴位风门、肺俞，可微微出痧。

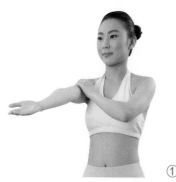

①

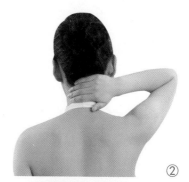

②

≫ 暑湿感冒需加

双手交替拍打两侧足太阴脾经，从上到下，分别往复拍打5分钟，以局部微热为宜，可微微出痧。

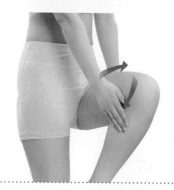

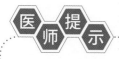

☑不要乱吃抗菌药。绝大多数感冒是由病毒引起的，服用抗菌药还有可能导致病毒产生耐药性。

☑不要硬扛着不看医生。如有症状不及时治疗，极易诱发并发症，严重的甚至危及生命。

☑不要随便乱输液。

支气管哮喘

支气管哮喘在中医称为哮病，哮病是由于宿痰伏肺，遇诱因或感邪引触，以致痰阻气道、肺失肃降、痰气搏击所引起的发作性痰鸣气喘疾患。发作时以喉中哮鸣有声，呼吸气促困难，甚至喘息不能平卧为主要表现。

辨证分型

◎发作期：呼吸急促，喉中哮鸣有声，胸膈满闷如窒，咳不甚，痰少咳吐不爽，痰黏色白，口不渴，或渴喜热饮，天冷或遇寒而发，形寒怕冷，或有恶寒、喷嚏、流涕等表寒证，舌苔白滑，脉弦紧或浮紧。

◎缓解期：缓解期可有轻度咳嗽、咳痰、呼吸急迫等症状，但也有毫无症状者；久病患者，缓解期可见咳嗽、咳痰、自汗、短气、疲乏、腰膝酸软、舌苔白滑、脉沉滑等。

有效经络及穴位

【有效经络】

手太阴肺经

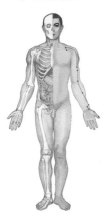

足太阴脾经

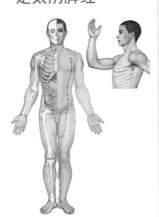

足少阴肾经

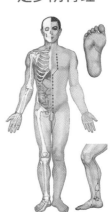

【有效穴位】

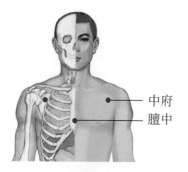

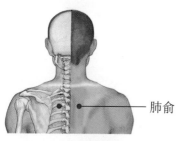

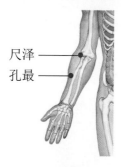

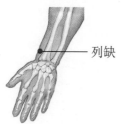

膻中：在胸部，前正中线上，平第 4 肋间隙。

中府：在胸部，平第 1 肋间隙处，正中线旁开 6 寸，左右各 1 穴。

肺俞：在背部，当第 3 胸椎棘突下，旁开 1.5 寸，左右各 1 穴。

列缺：在小臂，掌后腕横纹桡侧端，桡骨茎突上方，腕横纹上 1.5 寸，左右各 1 穴。

尺泽：在肘横纹上，肱二头肌腱的桡侧缘凹陷中，左右各 1 穴。

孔最：在前臂掌面桡侧，当尺泽与太渊连线上，腕横纹上 7 寸，左右各 1 穴。

三阴交：位于小腿内侧，内踝尖上 3 寸，胫骨内侧缘后方，左右各 1 穴。

太溪：在足部，内踝尖与跟腱之间的凹陷处，左右各 1 穴。

阴陵泉：在小腿内侧，胫骨内侧髁下方凹陷处，左右各 1 穴。

丰隆：在小腿外侧，外踝尖上 8 寸，条口外 1 寸，胫骨前缘外两横指处，左右各 1 穴。

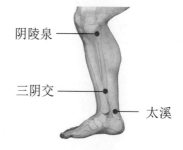

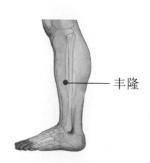

对症经络拍打方法 ▶▶▶

【基本拍打】

①双手掌对称拍打两侧胸部，从上往下，往复拍打 5 分钟，以局部微热为宜。重点拍打中府、膻中。

②然后用手背拍打背部，重点拍打后背部肺俞。

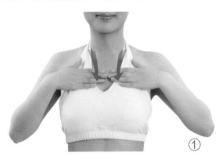

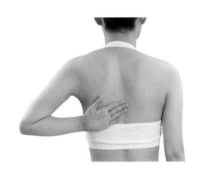

【随证加减】

▶▶ 发作期需加

①发作期以排痰为主，加双手交替拍打两侧手太阴肺经，从上到下，分别往复拍打 5 分钟，以全身微热为宜。

②重点拍打列缺、尺泽、孔最等穴位，可微微出痧。

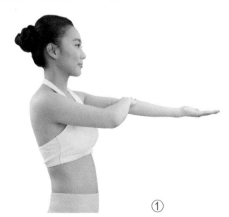

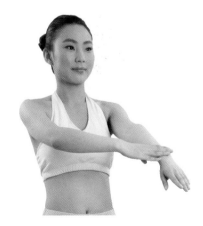

❯❯ 缓解期需加

①缓解期以理气化痰为主，加双手交替拍打两侧足太阴脾经，从上到下，分别往复拍打 5 分钟，以局部微热为宜。

②双手交替拍打两侧足少阴肾经，从上到下，分别往复拍打 5 分钟，以局部微热为宜。

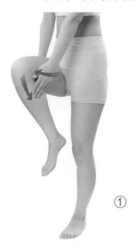

①

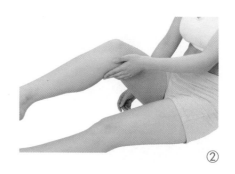

②

③再重点拍打三阴交、太溪、阴陵泉、丰隆等穴位，可微微出痧。

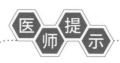

医 师 提 示

☑多数哮喘患者接受规范化治疗后，其症状很快就会得到缓解，肺功能也会逐步得到改善。

☑当按照专家推荐的治疗方案规范化治疗一段时间之后，效果不理想时，应主动配合医生寻找原因。

☑哮喘急性发作通常均有诱发因素，很多患者是因为自行改变治疗方案（减量或停用哮喘控制药物）而导致的。

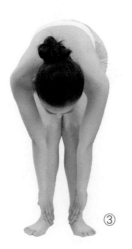

③

咳嗽

咳嗽是肺系疾患的常见病症。"咳"指肺气上逆,有声无痰;"嗽"指咳吐痰液,有痰无声。临床上一般多声痰互见,故并称"咳嗽"。咳嗽根据发病原因可分为外感咳嗽和内伤咳嗽,常见于西医学的上呼吸道感染、急慢性支气管炎、支气管扩张等。

辨证分型

◎外感咳嗽:咳嗽声重有力,气急,咳痰稀薄或不爽,伴有鼻塞流涕、头身痛、发热无汗、舌苔薄白、脉浮。

◎内伤咳嗽:气逆阵阵咳嗽,痰难咳出,咽干,痰量少、质黏,胸闷,舌苔薄黄,脉沉。

有效经络及穴位

【有效经络】

手太阴肺经	足太阴脾经	足少阴肾经
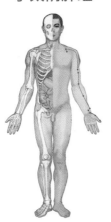	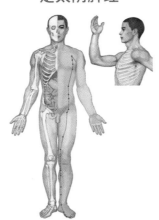	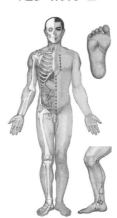

【有效穴位】

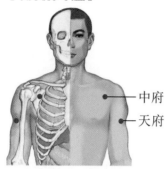
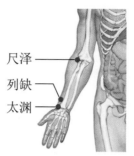
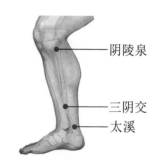

中府： 在胸部，平第1肋间隙处，正中线旁开6寸，左右各1穴。

列缺： 在小臂，掌后腕横纹桡侧端，桡骨茎突上方，腕横纹上1.5寸，左右各1穴。

尺泽： 在肘横纹上，肱二头肌腱的桡侧缘凹陷中，左右各1穴。

太渊： 在掌后腕横纹桡侧，桡动脉的桡侧凹陷中，左右各1穴。

天府： 在臂内侧面，肱二头肌桡侧缘，腋前纹头下3寸，左右各1穴。

三阴交： 在小腿内侧，内踝尖上3寸，胫骨内侧面后方，左右各1穴。

太溪： 在足部，内踝尖与跟腱之间的凹陷处，左右各1穴。

阴陵泉： 在小腿内侧，胫骨内侧髁下方凹陷处，左右各1穴。

对症经络拍打方法

【基本拍打】

①双手掌对称拍打两侧胸部，从上到下，往复5分钟，以局部微热为宜。

②重点拍打两侧中府。

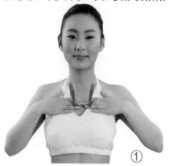

①

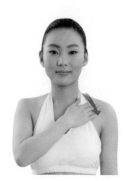

②

【随证加减】

≫ 外感咳嗽需加

①双手交替拍打两侧手太阴肺经，从上到下，分别往复拍打 5 分钟，以局部微热为宜。

③重点拍打天府，可微微出痧。

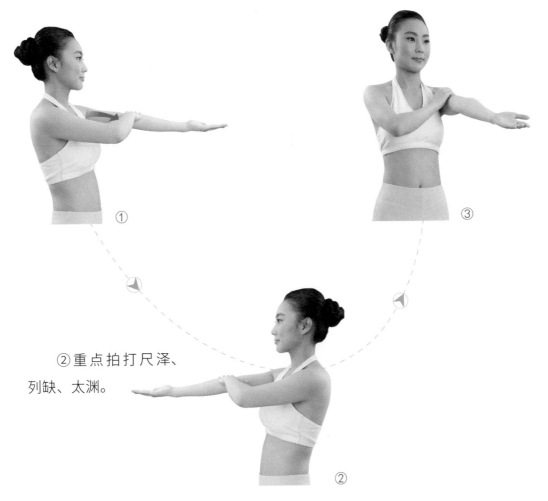

②重点拍打尺泽、列缺、太渊。

≫ 内伤咳嗽需加

①双手交替拍打两侧足太阴脾经，从上到下，分别往复拍打 5 分钟，以局部微热为宜。

③再重点拍打三阴交、太溪、阴陵泉，可微微出痧。

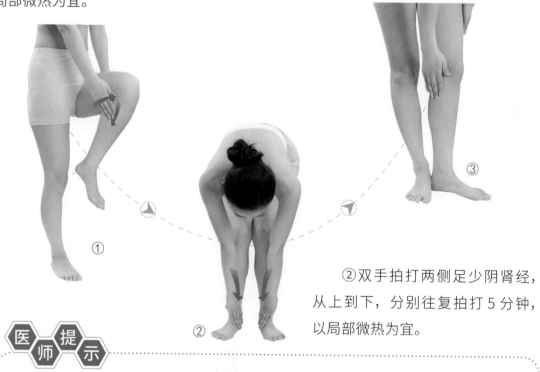

②双手拍打两侧足少阴肾经，从上到下，分别往复拍打 5 分钟，以局部微热为宜。

医师提示

☑咳嗽患者要注意休息。

☑注意保暖，使身体不要再伤风。

☑多喝水，可补充身体所消耗的过多水分。

☑多吃营养食品，对于刺激性的食物如烟、酒、辛辣物、冷饮等尽量禁食。

☑感冒或咳嗽要及早治疗，不要拖延。

☑接触新鲜空气。有的患者在山中休养，痊愈很快，这是因为新鲜空气不会加重对肺和气管的刺激。

呕吐

呕吐是由胃失和降、胃气上逆所致的以饮食、痰涎等胃内之物从胃中上涌，自口而出为临床特征的一种病症。一般以有物有声谓之呕，有物无声谓之吐，临床上呕与吐常同时发生，故合称为呕吐。

辨证分型

◎实证呕吐：呕吐食物，吐出有力，突然发生，起病较急，常伴有恶寒发热、胸脘满闷、不思饮食，舌苔白，脉濡缓。

◎虚证呕吐：饮食稍有不慎，或稍有劳倦，即易呕吐，时作时止，胃纳不佳，脘腹痞闷，口淡不渴，面白少华，倦怠乏力，舌质淡，苔薄白，脉濡弱。

有效经络及穴位

【有效经络】

足阳明胃经	足太阴脾经

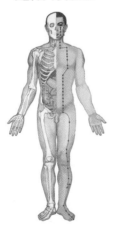
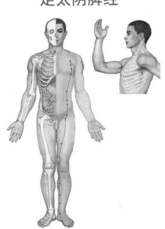

【有效穴位】

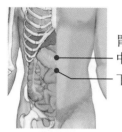
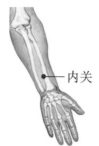
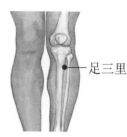
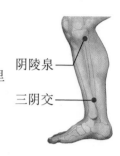
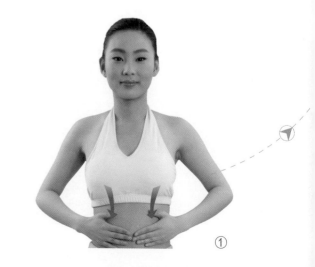

胃俞
中脘
下脘
内关
足三里
阴陵泉
三阴交

中脘： 在上腹部，前正中线上，脐上 4 寸。

下脘： 在上腹部，前正中线上，脐上 2 寸。

胃俞： 在背部，当第 12 胸椎棘突下，旁开 1.5 寸，左右各 1 穴。

内关： 在前臂掌侧，当曲泽与大陵的连线上，腕横纹上 2 寸，掌长肌腱与桡侧腕屈肌腱之间，左右各 1 穴。

足三里： 在小腿前外侧，犊鼻下 3 寸，胫骨前缘外一横指（拇指）处，左右各 1 穴。

三阴交： 在小腿内侧，内踝尖上 3 寸，胫骨内侧缘后方，左右各 1 穴。

阴陵泉： 在小腿内侧，胫骨内侧髁下方凹陷处，左右各 1 穴。

对症经络拍打方法

【基本拍打】

①先以双手掌对称拍打两侧腹部，从上到下，往复拍打 5 分钟，以局部微热为宜，重点拍打中脘、下脘；然后拍打背部，重点拍打后背部胃俞。

①

②拍打内关。

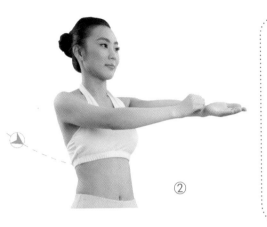

②

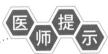

☑拍打有一定的止呕效果。呕吐停止后应多喝水。

☑平时饮食适度，忌暴饮暴食，忌食厚味生冷以及酸辣等食物。

☑拍打可作为治疗呕吐的辅助疗法，急重症患者应及时就医。

【随证加减】

≫ 实证呕吐需加

双手交替拍打两侧足阳明胃经，从上到下，分别往复拍打 5 分钟，以局部微热为宜。重点拍打足三里，可微微出痧。

≫ 虚证呕吐需加

双手交替拍打两侧足太阴脾经，从上到下，分别往复拍打 5 分钟，以局部微热为宜。重点拍打三阴交、阴陵泉等穴位，可微微出痧。

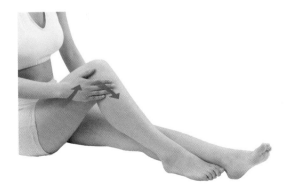

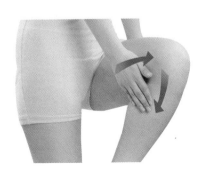

呃逆

呃逆是指胃气上逆动膈，以气逆上冲、喉间呃呃连声、声短而频、令人不能自止为主要临床表现的病症。呃逆古称"哕"，又称"哕逆"。频繁呃逆会干扰患者正常呼吸，影响气体交换，使血氧饱和度和氧分压下降。西医学中的单纯性膈肌痉挛即属呃逆。另外，胃肠神经官能症、胃炎、胃扩张、胃癌、肝硬化晚期、脑血管病、尿毒症，以及胃、食管手术后等其他疾病所引起的膈肌痉挛，均可参考本节辨证论治。

辨证分型

◎实证呃逆：呃声洪亮有力、冲逆而出，口臭烦渴，多喜饮冷，脘腹满闷，大便秘结，小便短赤，苔黄燥，脉滑数。

◎虚证呃逆：呃声低长无力、气不得续，泛吐清水，脘腹不舒、喜温喜按，面色苍白，手足不温，食少乏力，大便溏薄，舌质淡，苔薄白，脉细弱。

有效经络及穴位

【有效经络】

足阳明胃经　　　　　　足太阴脾经

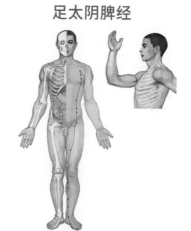

【有效穴位】

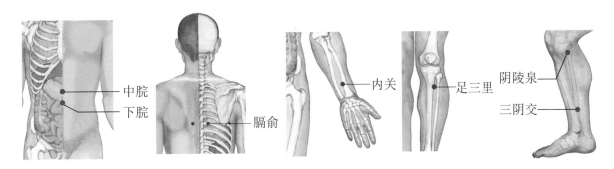

中脘： 在上腹部，前正中线上，脐上4寸。

下脘： 在上腹部，前正中线上，脐上2寸。

膈俞： 在背部，当第7胸椎棘突下，旁开1.5寸，左右各1穴。

足三里： 在小腿前外侧，犊鼻下3寸，胫骨前缘外一横指（拇指）处，左右各1穴。

内关： 在前臂掌侧，当曲泽与大陵的连线上，腕横纹上2寸，掌长肌腱与桡侧腕屈肌腱之间，左右各1穴。

三阴交： 在小腿内侧，内踝尖上3寸，胫骨内侧缘后方，左右各1穴。

阴陵泉： 在小腿内侧，胫骨内侧髁下方凹陷处，左右各1穴。

对症经络拍打方法

【基本拍打】

①先以双手掌对称拍打两侧腹部，从上往下，往复拍打5分钟，以局部微热为宜，重点拍打中脘、下脘；然后拍打背部，重点拍打后背部膈俞。

②拍打内关。

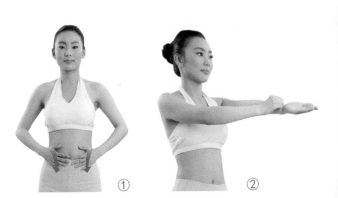

①　　②

【随证加减】

≫ 实证呃逆需加

先以双手交替拍打两侧足阳明胃经，从上到下，分别往复拍打 5 分钟，以局部微热为宜。重点拍打、足三里，可微微出痧。

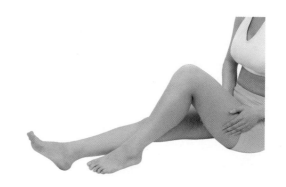

≫ 虚证呕吐需加

先以双手交替拍打两侧足太阴脾经，从上到下，分别往复拍打 5 分钟，以局部微热为宜。重点拍打三阴交、阴陵泉等穴位，可微微出痧。

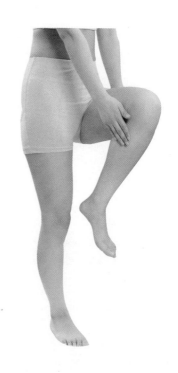

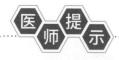

医师提示

如果持续不停地连续几天打嗝，就可能是胃、横膈、心脏、肝脏疾病或者肿瘤的症状，应及时去医院进行细致的诊治。

脂肪肝

　　中医学认为脂肪肝属于积聚与瘀痰范畴，该病发生机制以"气滞血瘀"为本。对于中度以上的脂肪肝患者，尤其已有自觉症状及肝功、血脂异常的患者，建议应尽早到医院治疗，经络拍打仅可作为保肝护肝的方式。对于重度脂肪肝患者，经络拍打法不可能替代药物和先进治疗手段的作用。但是对于一些轻度的脂肪肝且没有明显自觉症状和肝功、血脂变化的患者来说，完全可以运用经络拍打的方法进行自我保健。此外，健康人群也可以运用此方法预防脂肪肝。

有效穴位

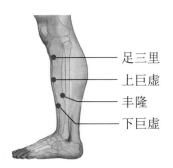

- 足三里
- 上巨虚
- 丰隆
- 下巨虚

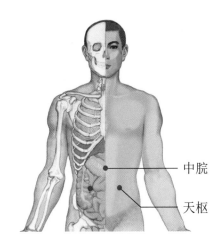

- 中脘
- 天枢

足三里：在小腿前外侧，犊鼻下 3 寸，胫骨前缘外一横指（拇指）处，左右各 1 穴。

上巨虚：在小腿外侧，犊鼻下 6 寸，足三里下 3 寸，左右各 1 穴。

下巨虚：在小腿外侧，上巨虚下 3 寸，左右各 1 穴。

丰隆：在小腿外侧，外踝尖上 8 寸，条口外 1 寸，胫骨前缘外两横指处，左右各 1 穴。

中脘：在上腹部，前正中线上，脐上 4 寸。

天枢：在腹部，脐中旁开 2 寸，左右各 1 穴。

对症经络拍打方法 〉〉〉

〉〉 拍击胫前

用双手掌或空拳拍打小腿前侧胫前肌。以足三里、上巨虚、下巨虚、丰隆等穴处为重点，拍打约 10 分钟，以拍打部位微热为宜。

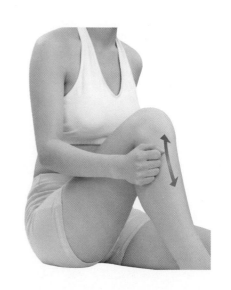

》 拍胁肋法

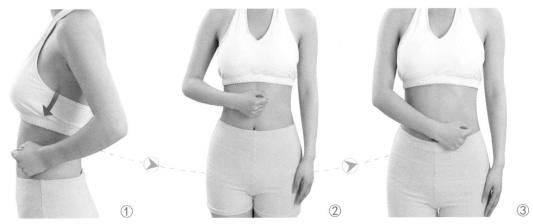

① ② ③

①屈双臂，用掌根自腋下至腹侧直拍 12 次，以拍打部位微热为宜。

②重点拍打中脘 2 分钟。

③重点拍打天枢 2 分钟。

》 拍肋缘法

患者双手如握拳状，轻轻拍打肋弓处剑突至第十二肋的皮肉处 5 分钟，以拍打部位微热为宜。

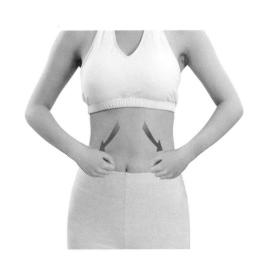

高血压病

在未用抗高血压药的情况下，将高血压病的诊断标准定在收缩压≥140mmHg和／或舒张压≥90mmHg。按血压水平将高血压病分为1级、2级、3级。患者既往有高血压病史，目前正在用抗高血压药，血压虽然低于140/90mmHg，亦诊断为高血压病。中医学认为，高血压病多因肾阴不能滋养于肝，或肝阴不足所致。

辨证分型

◎肝郁化火：眩晕，头目胀痛，因烦劳或恼怒而加剧，急躁易怒，面红目赤，口苦咽干，大便秘结，小便黄赤，舌质红，脉弦大或弦数。

◎痰湿中阻：眩晕，头重如裹，胸闷恶心，纳少，体胖，多痰，肢麻，或有水肿，舌苔厚腻或厚黄，脉濡滑。

◎阴虚阳亢：头晕胀痛，耳鸣健忘，腰酸腿软，面热目花，口燥咽干，或有肢端麻木，舌质红、苔薄白，脉弦细。

有效经络及穴位

【有效经络】

足少阴肾经	足厥阴肝经	足太阴脾经	足阳明胃经
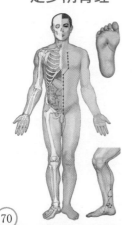	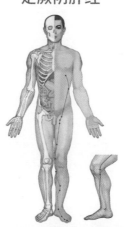	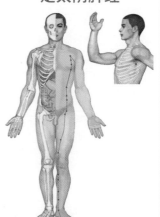	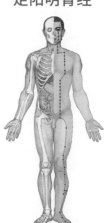

【有效穴位】

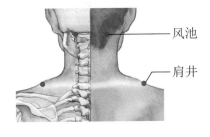

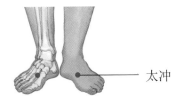

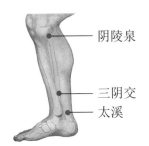

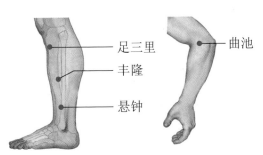

风池： 在项部，当枕骨之下，与风府相平，胸锁乳突肌与斜方肌上端之间的凹陷处，左右各1穴。

太冲： 在足背，第1、2跖骨结合部之前方凹陷处，左右各1穴。

太溪： 在足部，内踝尖与跟腱之间的凹陷处，左右各1穴。

肩井： 在肩上，大椎与肩峰连线的中点，左右各1穴。

丰隆： 在小腿外侧，外踝尖上8寸，条口外1寸，胫骨前缘外两横指处，左右各1穴。

足三里： 在小腿前外侧，犊鼻下3寸，胫骨前缘外一横指（拇指）处，左右各1穴。

阴陵泉： 在小腿内侧，胫骨内侧髁下方凹陷处，左右各1穴。

曲池： 在肘横纹外侧端，屈肘，当尺泽与肱骨外上髁连线的中点，左右各1穴。

三阴交： 在小腿内侧，内踝尖上3寸，胫骨内侧缘后方，左右各1穴。

悬钟： 在小腿外侧，外踝高点上3寸，腓骨前缘，左右各1穴。

对症经络拍打方法 ▶▶▶

▶▶ 肝郁化火

①双手交替拍打两侧的项肌，以拍打部位微热为宜，重点拍打风池，操作 5 分钟。

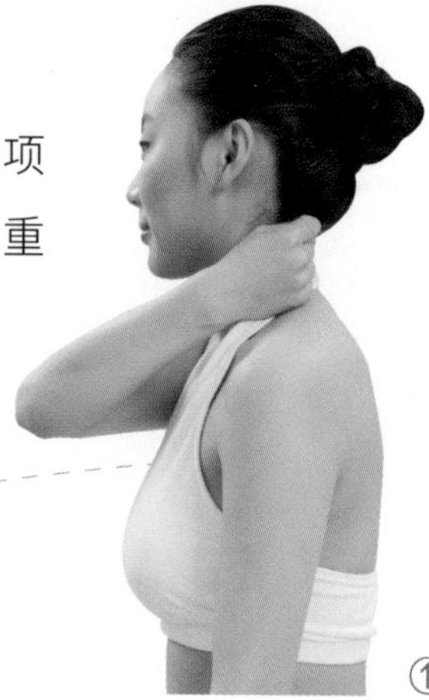

①

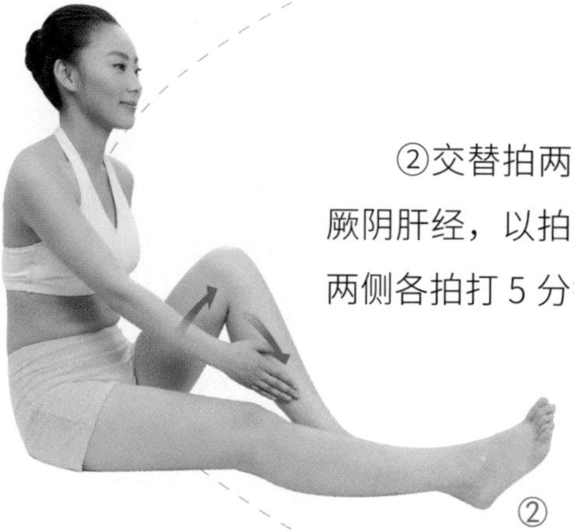

②交替拍两侧足少阴肾经、足厥阴肝经，以拍打部位微热为宜，两侧各拍打 5 分钟。

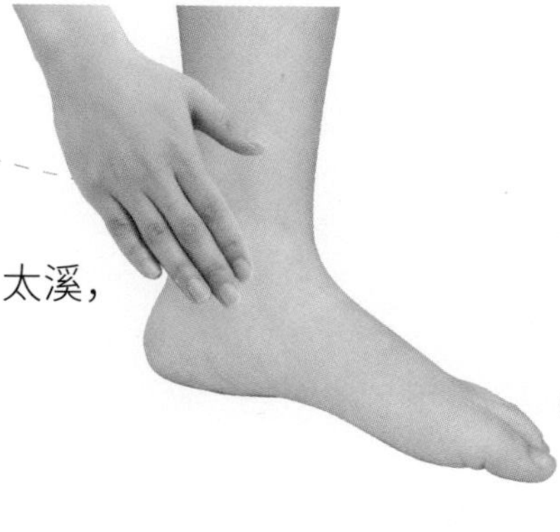

②

③再重点拍打太冲、太溪，各拍打 2 分钟。

③

》 痰湿中阻

①双手交替拍打两侧项肌，以拍打部位微热为宜。以肩井为重点，两侧各拍打 5 分钟。

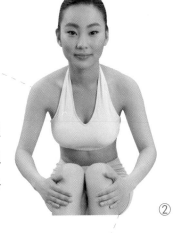

②双手交替拍打两侧足太阴脾经、足阳明胃经，以拍打部位微热为宜，两侧各拍打 5 分钟。

③再重点拍打丰隆、足三里、阴陵泉，各拍打 2 分钟。

>> 阴虚阳亢

①双手交替拍打两侧的项肌，以拍打部位微热为宜，拍打 5 分钟。

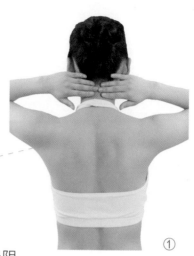

①

②双手交替拍打两侧足少阴肾经，以拍打部位微热为宜，两侧各拍打 5 分钟。

②

③拍打曲池、三阴交、太溪、悬钟，各拍打 2 分钟。

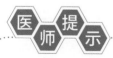

医师提示

☑平时要节制饮食，减少盐的摄入量，忌食动物脂肪、内脏，防止体重过重，戒烟戒酒。

☑生活要有规律，不要过度疲劳，避免情绪激动，保持大便通畅。可在医师的指导下进行适当的体育锻炼。

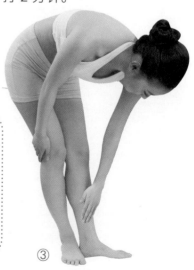

③

冠心病

冠心病是一种由冠状动脉器质性狭窄或阻塞（动脉粥样硬化或动力性血管痉挛）引起的心肌缺血缺氧（心绞痛）或心肌坏死（心肌梗死）的心脏病。

辨证分型

◎心血瘀阻：胸部刺痛，固定不移，入夜更甚，时或心悸不宁，舌质紫暗，脉象沉涩。

◎痰浊壅塞：胸闷如窒而痛或痛引肩背，气短喘促，肢体沉重，形体肥胖，痰多，舌苔浊腻，脉滑。

◎阴寒凝滞：胸痛彻背，感寒痛甚，胸闷气短，心悸，重则喘息，不能平卧，面色苍白，四肢厥冷，舌苔白，脉细沉。

◎心肾阴虚：胸闷且痛，心悸盗汗，心烦不寐，腰痛膝软，耳鸣，头晕，舌质红或有紫斑，脉细数或见细涩。

有效经络及穴位

【有效经络】

手厥阴心包经　　　　手少阴心经　　　　　足太阴脾经

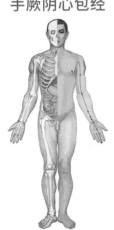

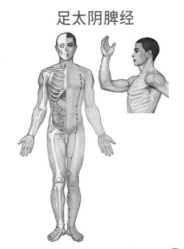

【有效穴位】

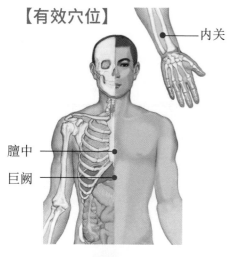

内关

膻中
巨阙

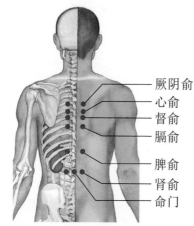

厥阴俞
心俞
督俞
膈俞
脾俞
肾俞
命门

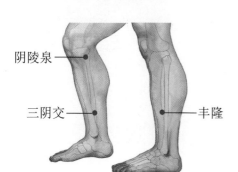

阴陵泉
三阴交
丰隆

膻中： 在胸部，前正中线上，平第 4 肋间隙。

巨阙： 在上腹部，前正中线上，脐上 6 寸或胸剑结合下 2 寸。

内关： 在前臂掌侧，当曲泽与大陵的连线上，腕横纹上 2 寸，掌长肌腱与桡侧腕屈肌腱之间，左右各 1 穴。

心俞： 在背部，当第 5 胸椎棘突下，旁开 1.5 寸，左右各 1 穴。

督俞： 在背部，当第 6 胸椎棘突下，旁开 1.5 寸，左右各 1 穴。

膈俞： 在背部，当第 7 胸椎棘突下，旁开 1.5 寸，左右各 1 穴。

脾俞： 在背部，当第 11 胸椎棘突下，旁开 1.5 寸，左右各 1 穴。

阴陵泉： 在小腿内侧，胫骨内侧髁下方凹陷处，左右各 1 穴。

丰隆： 在小腿外侧，外踝尖上 8 寸，条口外 1 寸，胫骨前缘外两横指处，左右各 1 穴。

厥阴俞： 在背部，当第 4 胸椎棘突下，旁开 1.5 寸，左右各 1 穴。

命门： 在腰部，后正中线上，第 2 腰椎棘突下凹陷中。

肾俞： 在腰部，当第 2 腰椎棘突下，旁开 1.5 寸，左右各 1 穴。

三阴交： 在小腿内侧，内踝尖上 3 寸，胫骨内侧缘后方，左右各 1 穴。

对症经络拍打方法

【基本拍打】

①拍打胸部膻中、巨阙各 2 分钟。

②双手交替拍打手厥阴心包经、手少阴心经 5 ～ 10 分钟，以局部微热为宜，重点拍打内关。

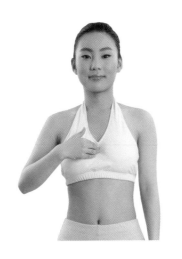

①

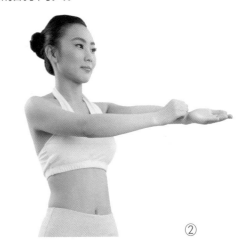

②

【随证加减】

≫ 心血瘀阻需加

拍背部心俞、督俞、膈俞各 2 分钟。

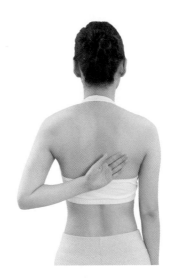

≫ 痰浊壅塞需加

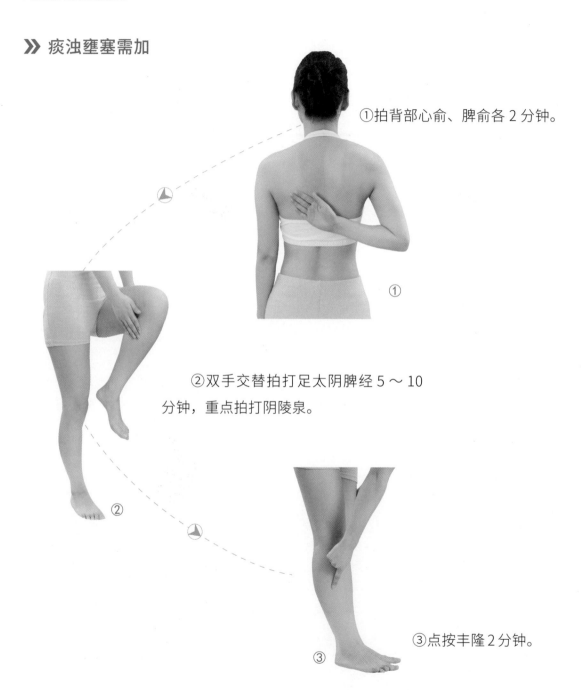

①拍背部心俞、脾俞各 2 分钟。

①

②双手交替拍打足太阴脾经 5 ～ 10
分钟，重点拍打阴陵泉。

②

③点按丰隆 2 分钟。

③

≫ 阴寒凝滞需加

拍背部心俞、厥阴俞各 2 分钟。

≫ 心肾阴虚需加

①拍背腰部心俞、命门、肾俞各 2 分钟。

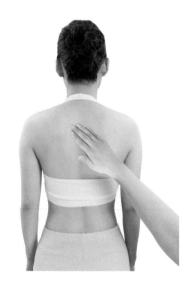

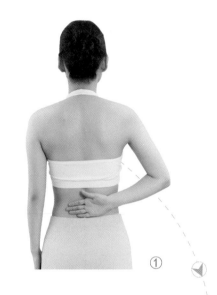

②点按三阴交 2 分钟。

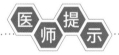

☑拍打疗法仅适用于轻度冠心病患者的日常保健。

☑合理饮食，减少高胆固醇、高脂肪食物，控制总热量的摄入，控制体重。

☑生活要有规律，避免过度紧张，保持足够的睡眠，培养多种情趣，保持情绪稳定。

☑坚持进行适当的体育锻炼活动，增强体质；不吸烟、不酗酒。

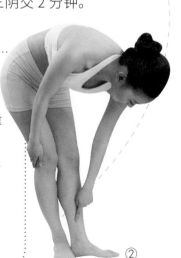

眩晕

眩晕是由于情志失调、饮食内伤、体虚久病、失血劳倦及创伤、手术等病因，引起风、火、痰、瘀上扰清空，或以精亏血少、清窍失养为基本病机，以头晕、眼花为主要临床表现的一类病症。眩即眼花，晕是头晕，两者常同时并见，故统称为"眩晕"，其轻者闭目可止，重者如坐车船，旋转不定，不能站立，或伴有恶心、呕吐、汗出、面色苍白等症状。

辨证分型

◎肝阳上亢：头晕目眩，心烦易怒，面赤口苦，舌质红苔黄，脉弦数。

◎肾虚：眩晕，耳鸣腰痛，神疲乏力，遗精带下，舌质红苔少，脉细无力。

◎气血虚弱：头昏重，神疲乏力，面色不华，劳则加甚，舌质淡红，脉细弱。

◎痰浊：头昏蒙，胸脘痞闷，呕吐痰涎，舌苔白腻，脉滑。

有效经络及穴位

【有效经络】

足少阳胆经	足厥阴肝经	足阳明胃经
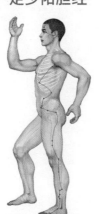	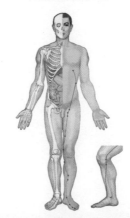	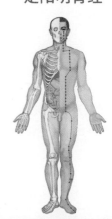

足少阴肾经

任脉

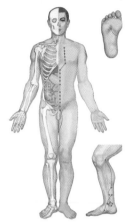

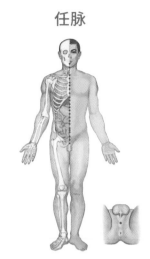

【有效穴位】

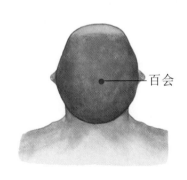

百会

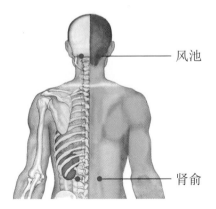

风池

肾俞

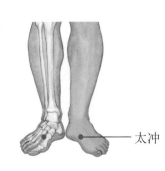

太冲

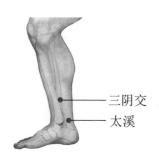
三阴交
太溪

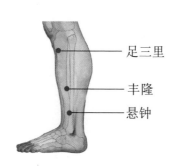
足三里
丰隆
悬钟

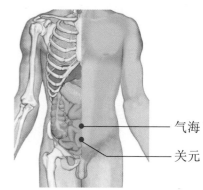
气海
关元

百会： 在头顶，头顶正中心，当前发际上 5 寸，后发际上 7 寸。

风池： 在项部，当枕骨之下，与风府相平，胸锁乳突肌与斜方肌上端之间的凹陷处，左右各 1 穴。

太冲： 在足背，第 1、2 跖骨结合部之前方凹陷处，左右各 1 穴。

太溪： 在足部，内踝尖与跟腱之间的凹陷处，左右各 1 穴。

三阴交： 在小腿内侧，内踝尖上 3 寸，胫骨内侧缘后方，左右各 1 穴。

丰隆： 在小腿外侧，外踝尖上 8 寸，条口外 1 寸，胫骨前缘外两横指处，左右各 1 穴。

足三里： 在小腿前外侧，犊鼻下 3 寸，胫骨前缘外一横指（拇指）处，左右各 1 穴。

肾俞： 在腰部，当第 2 腰椎棘突下，旁开 1.5 寸，左右各 1 穴。

悬钟： 在小腿外侧，外踝高点上 3 寸，腓骨前缘，左右各 1 穴。

气海： 在下腹部，前正中线上，脐下 1.5 寸。

关元： 在下腹部，前正中线上，脐下 3 寸。

对症经络拍打方法

【基本拍打】

拍打头部5～10分钟，重点拍打百会、风池等穴位。

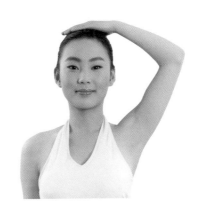

【随证加减】

≫ 肝阳上亢需加

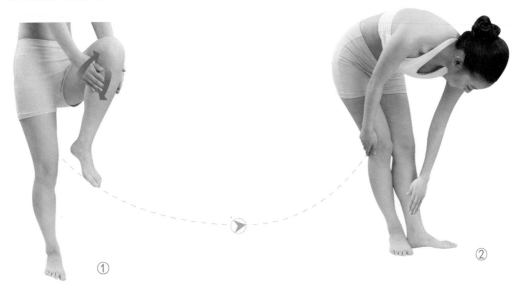

①

②

①先以双手交替拍打两侧足少阳胆经、足厥阴肝经两经，从上到下，两侧分别往复拍打5分钟，以局部微热为宜。

②再重点拍打太冲、太溪、三阴交等穴位，可微微出痧。

≫ 痰浊需加

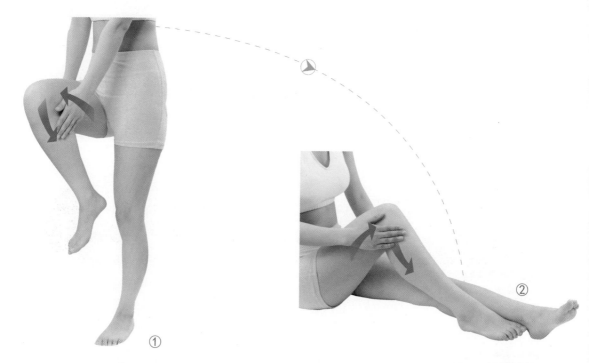

①双手交替拍打两侧足少阳胆经、足厥阴肝经两经，从上到下，两侧分别往复拍打 5 分钟，以局部微热为宜。

②先以双手交替拍打两侧足阳明胃经，从上到下，分别往复拍打 5 分钟，以全身微热为宜；再重点拍打丰隆、足三里等穴位，可微微出痧。

≫ 肾虚需加

先以双手交替拍打两侧足少阴肾经，从上到下，分别往复拍打 5 分钟，以全身微热为宜；再重点拍打肾俞、悬钟等穴位，可微微出痧。

≫ 气血虚弱需加

先以双手交替拍打腹部任脉，从上到下，往复拍打 5 分钟，以全身微热为宜；再重点拍打足三里、三阴交、气海、关元等穴位，可微微出痧。

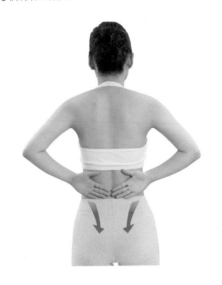

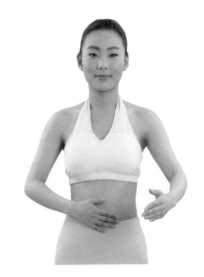

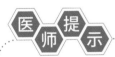

☑消除能导致眩晕的各种因素，防止精神刺激。

☑应与脑肿瘤等脑部病变引起的眩晕进行鉴别。

中风后遗症

　　中风是临床常见的急性疾病，多见于中老年人，以猝然昏仆、不省人事、半身不遂，或言语不利、口角喎斜等为主症。因起病急骤，症见多端，变化迅速，与自然界之风善行数变特性相似而名中风。现代医学的脑血管病均归属中医学的"中风"范畴。中风急性期患者应尽快送医院就医，这里只讨论中风后遗症期的经络拍打治疗。

有效穴位 ▸▸▸

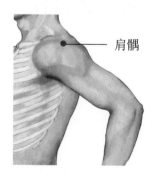

肩髃

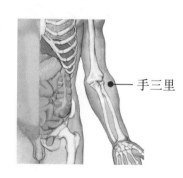

手三里

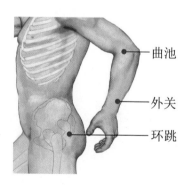

曲池

外关

环跳

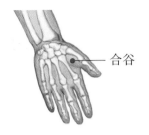
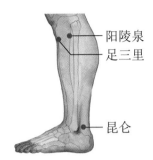
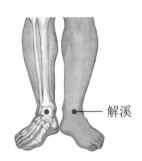

肩髃： 在肩部，三角肌上，臂外展或向前平伸时，当肩峰前下方凹陷处，左右各 1 穴。

曲池： 在肘横纹外侧端，屈肘，当尺泽与肱骨外上髁连线的中点，左右各 1 穴。

手三里： 在前臂背面桡侧，当阳溪与曲池连线上，肘横纹下 2 寸，左右各 1 穴。

外关： 在前臂背侧，当阳池与肘尖的连线上，腕背横纹上 2 寸，尺骨与桡骨之间，左右各 1 穴。

合谷： 在手背，第 1、第 2 掌骨间，当第 2 掌骨桡侧的中点处，左右手各 1 穴。

环跳： 在臀部，当股骨大转子高点与骶管裂孔连线的外 1/3 与内 2/3 交界处，左右各 1 穴。

阳陵泉： 在小腿外侧，腓骨小头前下方凹陷处，左右各 1 穴。

足三里： 在小腿前外侧，犊鼻下 3 寸，胫骨前缘外一横指（拇指）处，左右各 1 穴。

解溪： 在踝部，足背踝关节横纹中央凹陷处，当㖟长伸肌腱与趾长伸肌腱之间，左右各 1 穴。

昆仑： 在足部外踝后方，当外踝尖与跟腱之间的凹陷处，左右各 1 穴。

对症经络拍打方法 ▶▶▶

①用健侧手掌拍打患侧肢体，往复拍打 20 分钟。拍打宜轻，以拍打部位微热为宜。

③下肢重点拍打环跳、阳陵泉、足三里、解溪、昆仑等穴位，以拍打部位微热为宜。

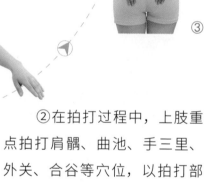

②在拍打过程中，上肢重点拍打肩髃、曲池、手三里、外关、合谷等穴位，以拍打部位微热为宜。

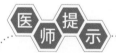

☑因中风后瘫痪肢体的运动和感觉障碍，局部血管神经营养差，若压迫时间较长，容易发生压迫性溃疡、褥疮。故应注意变换体位，通常每 2 小时翻一次身，对被压红的部位轻轻按摩，也可用红花酒精按摩，以改善局部血液循环。

☑中风后患者容易便秘，应养成规律排便的习惯，防止大便秘结。

☑适时加强功能锻炼。

肥胖

肥胖是指一定程度的明显超重与脂肪层过厚，是体内脂肪，尤其是甘油三酯积聚过多而导致的一种状态。产生肥胖的原因很多，所以任何一种轻身减肥的方法，不一定适用于所有肥胖者，临床要辨证论治，调理内部的阴阳失调。

辨证分型

◎脾虚痰浊：肥胖臃肿，胸闷气短，倦怠乏力，头晕心悸，腹胀，下肢水肿。此型多见于中、老年人，尤以妇女居多。

◎脾胃积热：多食，消谷善饥，体肥健壮，精力充沛，面色红润，口干舌燥，大便秘结。此型多见于青少年、孕妇及产后发胖者。

◎肝气郁结：两胁胀痛，腹胀不适，有时急躁易怒，口苦咽干，大便秘结，妇女经少或闭经。

◎脾肾阳虚：形体肥胖，颜面虚浮，神疲乏力，畏寒，腹胀便溏，下肢水肿。

有效经络及穴位

【有效经络】

足阳明胃经

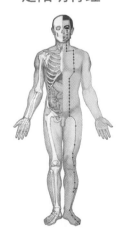

足太阴脾经

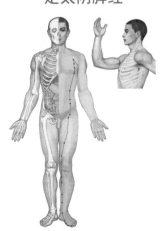

足厥阴肝经

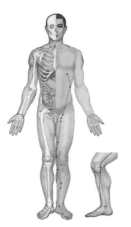

足少阴肾经

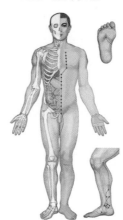

【有效穴位】

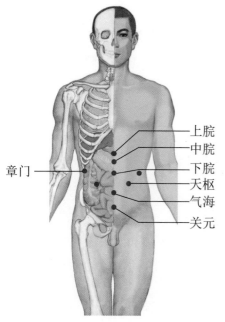

章门

上脘
中脘
下脘
天枢
气海
关元

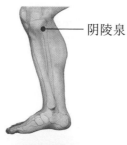

阴陵泉

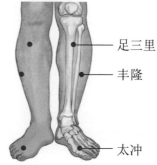

足三里
丰隆
太冲

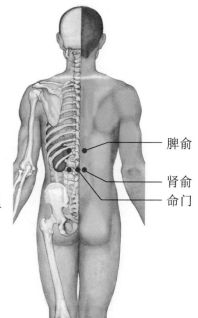

脾俞
肾俞
命门

上脘： 在上腹部，前正中线上，脐上5寸。

中脘： 在上腹部，前正中线上，脐上4寸。

下脘： 在上腹部，前正中线上，脐上2寸。

天枢： 在腹部，脐中旁开2寸，左右各1穴。

阴陵泉： 在小腿内侧，胫骨内侧髁下方凹陷处，左右各1穴。

足三里： 在小腿前外侧，犊鼻下3寸，胫骨前缘外一横指（拇指）处，左右各1穴。

丰隆： 在小腿外侧，外踝尖上8寸，条口外1寸，胫骨前缘外两横指处，左右各1穴。

太冲： 在足背，第1、2跖骨结合部之前方凹陷处，左右各1穴。

章门： 在侧腹部，第11肋游离端下际，左右各1穴。

气海： 在下腹部，前正中线上，脐下1.5寸。

关元： 在下腹部，前正中线上，脐下3寸。

脾俞： 在背部，当第11胸椎棘突下，旁开1.5寸，左右各1穴。

命门： 在腰部，后正中线上，第2腰椎棘突下凹陷中。

肾俞： 在腰部，当第2腰椎棘突下，旁开1.5寸，左右各1穴。

对症经络拍打方法

【基本拍打】

先以双手交替拍打两侧腹部足阳明胃经、足太阴脾经。再重点拍打上脘、中脘、下脘、天枢等穴。

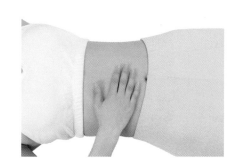

【随证加减】

≫ 脾虚痰浊需加

双手交替拍打两侧下肢足太阴脾经，以阴陵泉为重点，两侧各拍打 5 分钟。

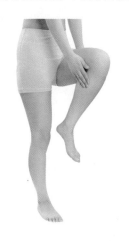

≫ 脾胃积热需加

双手交替拍打两侧下肢足阳明胃经，以足三里、丰隆为重点，两侧各拍打 5 分钟。

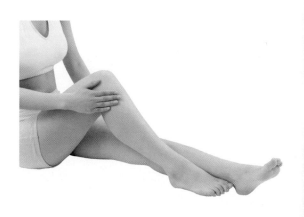

≫ 肝气郁结需加

①双手交替拍两侧下肢足厥阴肝经，以太冲为重点，两侧各拍打 5 分钟。

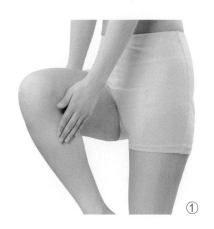

①

②按揉章门，以微热为宜，也可拍打 3 分钟。

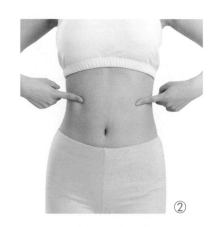

②

≫ 脾肾阳虚需加

①双手交替拍打两侧下肢内侧足太阴脾经、足少阴肾经，以拍打部位微热为宜，两侧各拍打 5 分钟。

③轻轻拍打气海、关元 2 分钟，以拍打部位微热为宜。

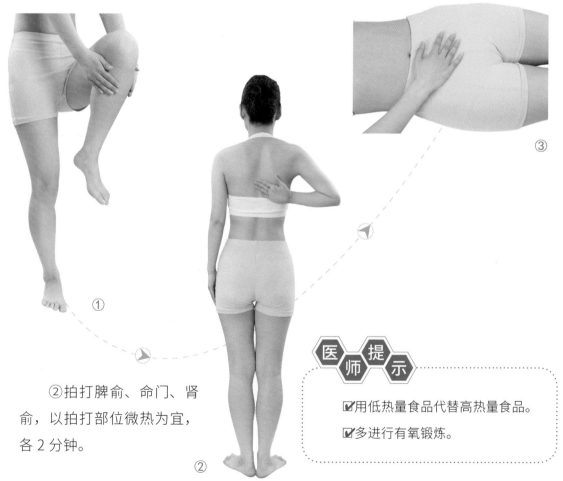

②拍打脾俞、命门、肾俞，以拍打部位微热为宜，各 2 分钟。

医师提示

☑用低热量食品代替高热量食品。
☑多进行有氧锻炼。

头痛

头痛是一种自觉症状，可见于多种急慢性疾病，其病因多端，涉及范围广泛。本病分外感头痛、内伤头痛两部分论述，若某一疾病过程中出现的兼证头痛，可参照本病治疗。

辨证分型

◎外感头痛：一般发病较急，头痛连及项背。临床常有风寒、风热、风湿之分。

（1）风寒：兼见恶风畏寒，口不渴，舌苔薄白，脉浮数。

（2）风热：头痛且胀，发热，口渴欲饮，便秘溲黄，舌苔黄，脉浮数。

（3）风湿：头痛如裹，痛有定处，肢体困倦，舌苔白腻，脉濡。

◎内伤头痛：一般发病较缓。临床常有肝阳上亢、肾虚、痰浊、瘀血之分。

（1）肝阳上亢：头痛目眩，心烦易怒，面赤口苦，舌质红苔黄，脉弦数。

（2）肾虚：头痛眩晕，耳鸣腰痛，神疲乏力，遗精带下，舌质红苔少，脉细无力。

（3）痰浊：头痛昏蒙，胸脘痞闷，呕吐痰涎，舌苔白腻，脉滑。

（4）瘀血：头痛迁延日久，或头部有创伤史，痛有定处，痛如锥刺，舌质暗，脉细涩。

有效经络及穴位

【有效经络】

足厥阴肝经

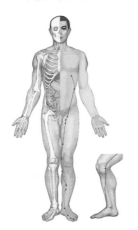

足少阳胆经

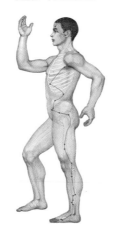

足少阴肾经

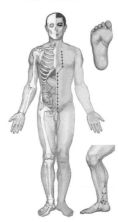

足太阴脾经

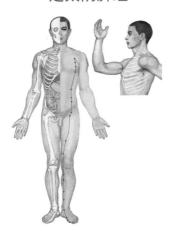

足阳明胃经

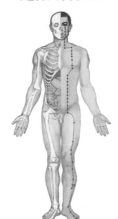

【有效穴位】

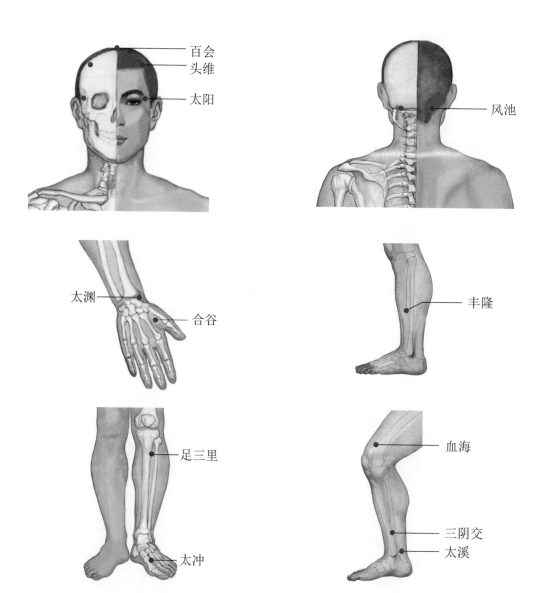

百会

头维

太阳

风池

太渊

合谷

丰隆

足三里

血海

三阴交

太溪

太冲

百会： 在头顶，头顶正中心，当前发际上 5 寸，后发际上 7 寸。

太阳： 在头部，当眉梢与目外眦之间，向后约一横指的凹陷处，左右各 1 穴。

风池： 在项部，当枕骨之下，与风府相平，胸锁乳突肌与斜方肌上端之间的凹陷处，左右各 1 穴。

太渊： 在掌后腕横纹桡侧，桡动脉的桡侧凹陷中，左右各 1 穴。

合谷： 在手背，第 1、第 2 掌骨间，当第 2 掌骨桡侧的中点处，左右手各 1 穴。

太冲： 在足背，第 1、2 跖骨结合部之前方凹陷处，左右各 1 穴。

太溪： 在足部，内踝尖与跟腱之间的凹陷处，左右各 1 穴。

头维： 当额角发际上 0.5 寸，头正中线旁 4.5 寸，左右各 1 穴。

丰隆： 在小腿外侧，外踝尖上 8 寸，条口外 1 寸，胫骨前缘外两横指处，左右各 1 穴。

足三里： 在小腿前外侧，犊鼻下 3 寸，胫骨前缘外一横指（拇指）处，左右各 1 穴。

三阴交： 在小腿内侧，内踝尖上 3 寸，胫骨内侧缘后方，左右各 1 穴。

阿是穴： 指以压痛点或其他病理反应点作为治疗的穴位。

血海： 屈膝，在髌骨内缘上 2 寸，当股四头肌内侧头的隆起处，左右各 1 穴。

对症经络拍打方法

【外感头痛】

①双手对称拍打两侧头部，从前往后，往复拍打 5 分钟，以头部微热为宜。再重点拍打百会、太阳、风池。

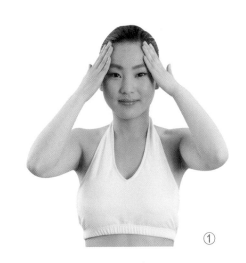

①

②双手交替拍打两侧臂部，从上到下，分别往复拍打 5 分钟，以臂部微热为宜。拍打过程中，重点拍打太渊、合谷等穴位，可微微出痧。

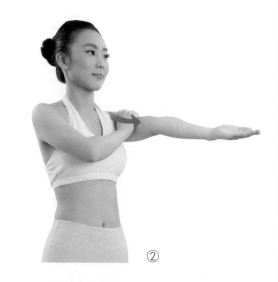

②

【内伤头痛】

》肝阳上亢头痛

①双手对称拍打两侧头部，从前往后，往复拍打 5 分钟，以头部微热为宜。再重点拍打百会、太阳。

②双手交替拍打两侧足厥阴肝经、足少阳胆经，从上到下，两侧分别往复拍打 5 分钟，以局部微热为宜。拍打过程中，重点拍打太冲等穴位，可微微出痧。

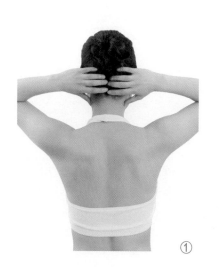

①

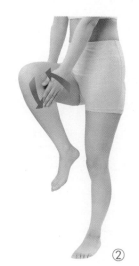

②

≫ 肾虚头痛

①双手对称拍打两侧头部，从前往后，往复拍打 5 分钟，以头部微热为宜。

②双手交替拍打两侧足少阴肾经，从上到下，分别往复拍打 5 分钟，以局部微热为宜。拍打过程中，重点拍打太溪等穴位，可微微出痧。

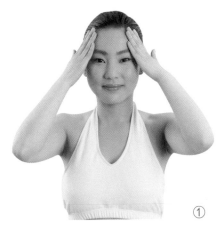

①

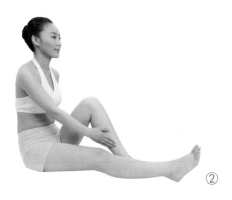

②

≫ 痰浊头痛

①双手对称拍打两侧头部，从前往后，往复拍打 5 分钟，以头部微热为宜。

②双手交替拍打两侧足太阴脾经、足阳明胃经，从上到下，两侧分别往复拍打 10 分钟，以微热为宜。拍打过程中，重点拍打头维、丰隆、足三里、三阴交等穴位，可微微出痧。

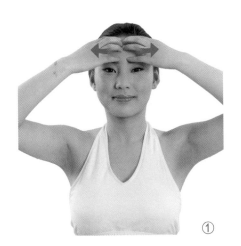

①

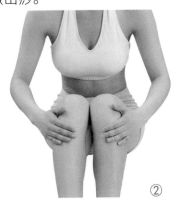

②

》瘀血头痛

①双手对称拍打两侧头部，从前往后，往复拍打 5 分钟，以头部微热为宜。

②双手交替拍打两侧足厥阴肝经、足太阴脾经，从上到下，两侧分别往复拍打 10 分钟，以局部微热为宜。拍打过程中，重点拍打阿是穴、血海、三阴交、太冲等穴位，可微微出痧。

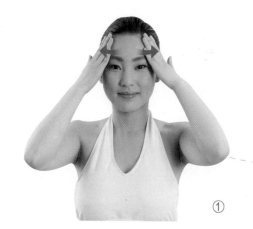

①

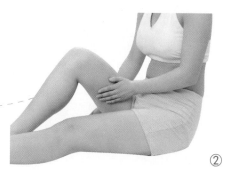

②

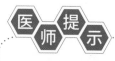

☑忌烟、酒、肥肉。忌食辛辣、刺激、生冷的食物。

☑少吃（或喝）牛奶、巧克力、乳酪、啤酒、咖啡、茶叶等。

高脂血症

高脂血症的主要表现是出现并发症，如并发动脉硬化、心脏问题，出现脑供血不足、肝功能异常、肾脏问题等。还有人脸上有黄色瘤，在眼皮上面出现两块黄色的斑，这些症状都是高脂血症的症状。

有效穴位

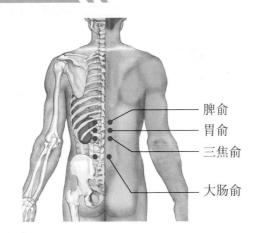

脾俞
胃俞
三焦俞
大肠俞

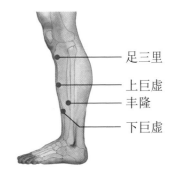

足三里
上巨虚
丰隆
下巨虚

脾俞：在背部，当第 11 胸椎棘突下，旁开 1.5 寸，左右各 1 穴。

胃俞：在背部当第 12 胸椎棘突下，旁开 1.5 寸，左右各 1 穴。

三焦俞：在腰部，当第 1 腰椎棘突下，旁开 1.5 寸，左右各 1 穴。

大肠俞：在腰部，当第 4 腰椎棘突下，旁开 1.5 寸，左右各 1 穴。

足三里：在小腿前外侧，犊鼻下 3 寸，胫骨前缘外一横指（拇指）处，左右各 1 穴。

上巨虚：在小腿外侧，犊鼻下 6 寸，足三里下 3 寸，左右各 1 穴。

下巨虚：在小腿外侧，上巨虚下 3 寸，左右各 1 穴。

丰隆：在小腿外侧，外踝尖上 8 寸，条口外 1 寸，胫骨前缘外两横指处，左右各 1 穴。

对症经络拍打方法

【基本拍打】

①拍打背部，以脾俞、胃俞、三焦俞、大肠俞为重点，拍打10分钟。

③以足三里、上巨虚、下巨虚、丰隆等穴为重点，拍打约10分钟。

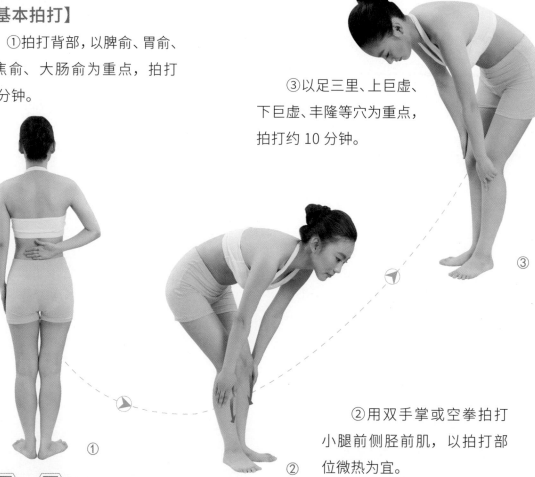

②用双手掌或空拳拍打小腿前侧胫前肌，以拍打部位微热为宜。

医师提示

对于高脂血症患者，目前主要采用综合疗法进行治疗。拍打疗法能够使高脂血症患者主动运动，可通经活络、降低血脂、增强体质，是一种行之有效、简便易行的自然疗法。

便秘

便秘是指由大肠传导功能失常导致的以大便排出困难、排便时间或排便间隔时间延长为临床特征的一种大肠病症。上述症状同时存在两种以上时，可诊断为症状性便秘。

辨证分型

◎实证便秘：大便干结，腹胀腹痛，面红身热，口干口臭，心烦不安，小便短赤，舌质红苔黄燥，脉滑数。

◎虚证便秘：粪质不干，欲便不出，便下无力，心悸气短，腰膝酸软，四肢不温，舌质淡苔白；或大便干结，潮热盗汗，舌质红无苔，脉细数。

有效经络及穴位

【有效经络】

手阳明大肠经	足阳明胃经	足太阴脾经
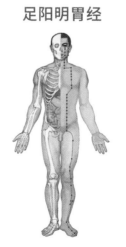		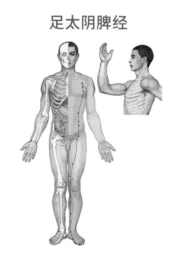

【有效穴位】

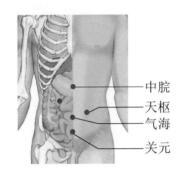

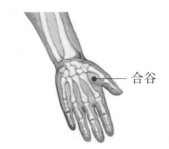

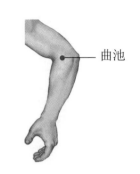

中脘
天枢
气海
关元

合谷

曲池

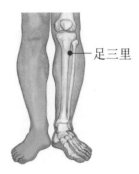

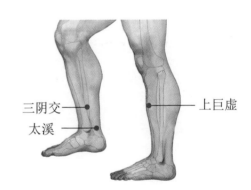

足三里

三阴交
太溪

上巨虚

中脘： 在上腹部，前正中线上，脐上4寸。

天枢： 在腹部，脐中旁开2寸，左右各1穴。

合谷： 在手背，第1、第2掌骨间，当第2掌骨桡侧的中点处，左右手各1穴。

曲池： 在肘横纹外侧端，屈肘，当尺泽与肱骨外上髁连线的中点，左右各1穴。

足三里： 在小腿前外侧，犊鼻下3寸，胫骨前缘外一横指（拇指）处，左右各1穴。

上巨虚： 在小腿外侧，犊鼻下6寸，足三里下3寸，左右各1穴。

　　气海： 在下腹部，前正中线上，脐下1.5寸。

　　关元： 在下腹部，前正中线上，脐下3寸。

　　三阴交： 在小腿内侧，内踝尖上3寸，胫骨内侧缘后方，左右各1穴。

　　太溪： 在足部，内踝尖与跟腱之间的凹陷处，左右各1穴。

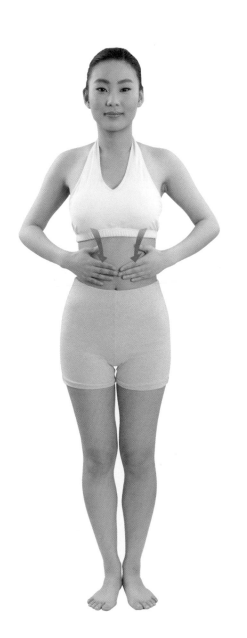

对症经络拍打方法

【基本拍打】

　　双手掌对称拍打两侧腹部，从上到下，往复拍打5分钟，以局部微热为宜。重点拍打中脘、天枢。

【随证加减】

≫ 实证便秘需加

先以双手交替拍打两侧手阳明大肠经、足阳明胃经，从上到下，两侧分别往复拍打 5 分钟，以局部微热为宜；再重点拍打合谷、曲池、足三里、上巨虚等穴位，可微微出痧。

≫ 虚证便秘需加

先以双手交替拍打两侧足太阴脾经，从上到下，分别往复拍打 5 分钟，以局部微热为宜；再重点拍打气海、关元、足三里、三阴交、太溪等穴位，可微微出痧。

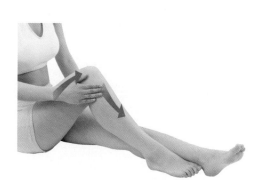

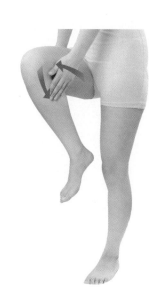

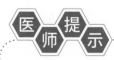

☑养成定时排便的习惯，可晨起饮用凉开水促进排便，避免抑制便意。

☑平时多食用含纤维素多的食物，多饮水，避免久坐不动，多做放松性运动。

☑对于部分慢性便秘者短时间的药物辅助治疗是必需的，有助于正常排便反射的重建。

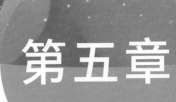

第五章

外科常见病症的经络拍打

清代徐直銈的《外科选要》中说："岐黄问答，以经络为主，惟经络一明，然后知症，见何经用何经之药以治之，了然无谬。如古之善射御者，自有得心应手之妙焉。"直接描述了从经络学说入手对外科常见疾病辨证施治的重要性。其实，不论是内科还是外科，如果人体发生病变，都可以追根溯源找到经络的问题所在。

颈椎病

颈椎病又称颈椎综合征，是由颈椎间盘退行性改变、颈椎骨质增生、颈部扭伤等原因引起脊柱内外平衡失调，刺激或压迫颈神经根、颈部脊髓、椎动脉或交感神经而引起的症候群。颈椎病严重者请先就医，本节内容更多的是从防治颈椎病入手的。颈椎病的临床症状较为复杂，主要有颈背疼痛、上肢无力、手指发麻等，部分患者可有下肢乏力、行走困难、头晕、恶心、呕吐，甚至出现视物模糊、心动过速及吞咽困难等。

有效经络及穴位

【有效经络】

手阳明大肠经	手少阳三焦经	手太阳小肠经

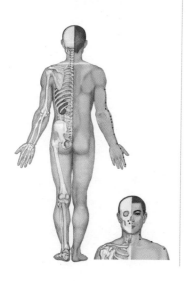 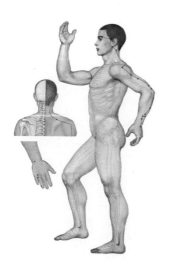 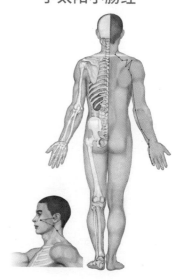

【有效穴位】

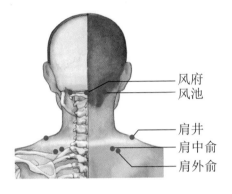

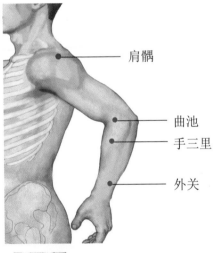

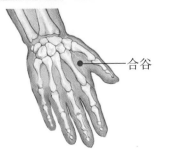

风池： 在项部，当枕骨之下，与风府相平，胸锁乳突肌与斜方肌上端之间的凹陷处，左右各1穴。

风府： 在后正中线上，入后发际上1寸。

肩井： 在肩上，大椎与肩峰连线的中点，左右各1穴。

肩中俞： 在颈背部，第7颈椎棘突下旁开2寸，左右各1穴。

肩外俞： 在背部，第1胸椎棘突下，后正中线旁开3寸，左右各1穴。

肩髃： 在肩部，三角肌上，臂外展或向前平伸时，当肩峰前下方凹陷处，左右各1穴。

曲池： 在肘横纹外侧端，屈肘，当尺泽与肱骨外上髁连线的中点，左右各1穴。

手三里： 在前臂背面桡侧，当阳溪与曲池连线上，肘横纹下2寸，左右各1穴。

外关： 在前臂背侧，当阳池与肘尖的连线上，腕背横纹上2寸，尺骨与桡骨之间，左右各1穴。

合谷： 在手背，第1、第2掌骨间，当第2掌骨桡侧的中点处，左右手各1穴。

对症经络拍打方法 \\\\\\

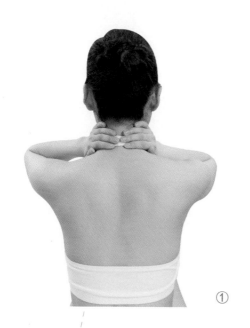

①双手拍打颈背部，拍打宜轻，重点拍打风池、风府、肩井、肩中俞、肩外俞，往复拍打 10～15 分钟，以拍打部位微热为宜。

②双手拍打头部，从前往后，拍打宜轻，往复拍 5～10 分钟，以拍打部位微热为宜。

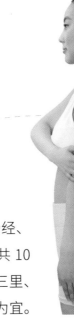

③双手交替拍打手阳明大肠经、手少阳三焦经、手太阳小肠经共10分钟，重点拍打肩髃、曲池、手三里、外关、合谷等，以拍打部位微热为宜。

③

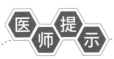

☑患有颈椎病者不要干重活，容易引起颈椎病的复发。

☑注意颈肩腰腿保暖，避免受凉受寒。

☑注意劳逸结合，避免一种姿势固定过长时间。避免高枕睡眠的不良习惯。

肩周炎

肩周炎也叫漏肩风，是由肩关节囊和关节周围软组织损伤、退变而引起的一种慢性无菌性炎症，是以肩关节部疼痛、运动功能障碍和肌肉萎缩为主要临床表现的疾病，也称为五十肩、肩凝症、冻结肩。女性发病率稍高于男性，单侧多见。主要症状表现为肩部酸痛、钝痛，一般不能说出关节痛的固定部位，严重时可放射至同侧上臂，夜痛明显，后期疼痛可减轻。肩关节主、被动活动均受限，以外展、上举及内旋为主。

有效经络及穴位

【有效经络】

手太阴肺经	手阳明大肠经

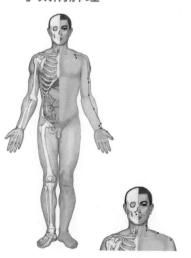
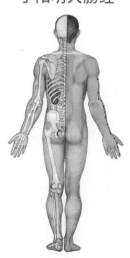

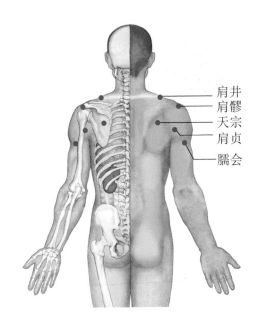

肩井
肩髎
天宗
肩贞
臑会

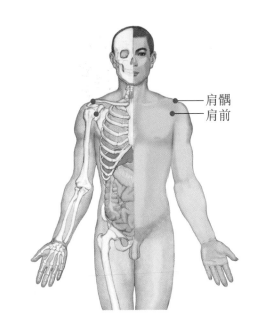

肩髃
肩前

肩井： 在肩上，大椎与肩峰连线的中点，左右各 1 穴。

天宗： 在肩胛部，当冈下窝中央凹陷处，与第 4 胸椎相平，左右各 1 穴。

肩贞： 在肩关节后下方，臂内收时腋后纹头上 1 寸，左右各 1 穴。

肩髃： 在肩部，三角肌上，臂外展或向前平伸时，当肩峰前下方凹陷处，左右各 1 穴。

肩髎： 在肩峰后下方，上臂外展时，肩髃后寸许凹陷处，左右各 1 穴。

肩前： 在肩部，正坐垂臂，当腋前皱襞顶端与肩髃连线的中点，左右各 1 穴。

臑会： 在上臂外侧，肩髎与天井连线上，肩髎下 3 寸，三角肌后下缘，左右各 1 穴。

对症经络拍打方法 ▷▷▷

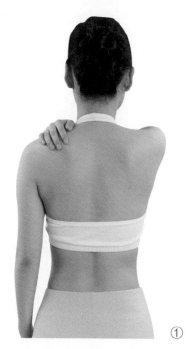

①

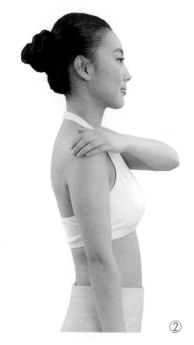

②

①用健侧手掌拍打患侧肩部，即手太阴肺经、手阳明大肠经部位，拍打宜轻，往复拍打 10 ～ 15 分钟，以拍打部位微热为宜。

②拍打肩井、天宗、肩贞、肩髃、肩髎、肩前、臑会等穴位，以拍打部位微热为宜。

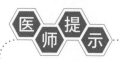

医师提示

☑加强体育锻炼。

☑要保暖防寒，一旦着凉要及时治疗。

☑加强肌肉锻炼，对于肩周炎的治疗有着重要意义。

落枕

落枕是指急性单纯性颈项强痛、活动受限的一种病症，系颈部伤筋。症见颈项强痛、活动受限，头向患侧倾斜，项背牵拉痛，甚则向同侧肩部和上臂放射，颈项部压痛明显。轻者 4～5 天自愈，重者可延至数周不愈。西医学认为本病是由各种原因导致颈部肌肉痉挛所致。

有效经络及穴位

【有效经络】

手太阳小肠经　　　　手少阳三焦经　　　　足少阳胆经

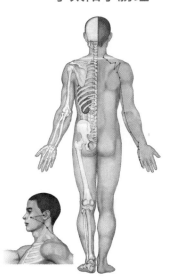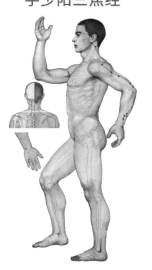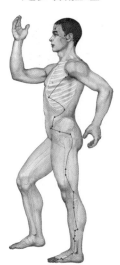

【有效穴位】

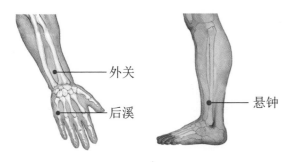

外关
后溪
悬钟

阿是穴： 指以压痛点或其他病理反应点作为治疗的穴位。

外关： 在前臂背侧，当阳池与肘尖的连线上，腕背横纹上 2 寸，尺骨与桡骨之间，左右各 1 穴。

后溪： 在手掌尺侧，第 5 掌指关节后的掌横纹头赤白肉际处，左右各 1 穴。

悬钟穴： 在小腿外侧，外踝高点上 3 寸，腓骨前缘，左右各 1 穴

对症经络拍打方法

①单手拍打患侧颈肩部阿是穴及患侧手太阳小肠经、手少阳三焦经，拍打宜轻，往复拍打 10 ～ 15 分钟，重点拍打后溪、外关。

②单手拍打患侧足少阳胆经，往复拍打 5 ～ 10 分钟，以拍打部位微热为宜，重点拍打悬钟。

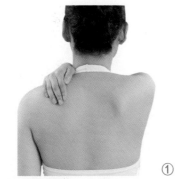

①

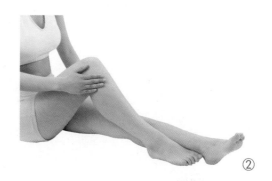

②

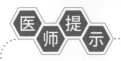

医师提示

患病初期，局部拍打宜轻，不宜重，否则可能引起疼痛加重。

腰痛

腰痛是指腰部的一侧或两侧，或脊中部疼痛，为临床常见的证候。现代医学认为，腰痛是由多种疾病引起的一种症状，如腰肌劳损、腰椎间盘突出、急性腰肌纤维炎等。此处重点论述寒湿腰痛、瘀血腰痛和肾虚腰痛的治疗方法，其他原因引起的腰痛可参照此方法进行治疗。

辨证分型

◎寒湿腰痛：因风寒湿邪为患，症见腰部冷痛重着、酸麻、活动转侧不利、拘急不可俯仰或腰脊痛连臀腿。如迁延日久，则时轻时重，患部发凉，遇阴雨天加重。

◎瘀血腰痛：多有陈伤宿疾，劳累加剧，腰强酸痛，其痛处固定不移，转侧仰俯不利。

◎肾虚腰痛：起病缓慢，隐隐作痛，绵绵不已，腰腿酸软无力、喜揉按。如兼神疲肢冷、滑精、面色㿠白、舌质淡、脉沉细者，为肾阳虚；如伴虚烦咽干、手足心热、舌质红、脉细数者，为肾阴虚。

有效穴位

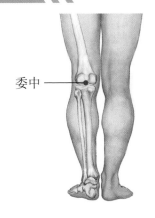

委中

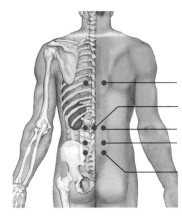

膈俞
命门
肾俞
大肠俞
关元俞

委中： 在腘横纹中点，当股二头肌腱与半腱肌肌腱的中间，左右各 1 穴。

肾俞： 在腰部，当第 2 腰椎棘突下，旁开 1.5 寸，左右各 1 穴。

大肠俞： 在腰部，当第 4 腰椎棘突下，旁开 1.5 寸，左右各 1 穴。

关元俞： 在腰部，当第 5 腰椎棘突下，旁开 1.5 寸，左右各 1 穴。

阿是穴： 指以压痛点或其他病理反应点作为治疗的穴位。

膈俞： 在背部，当第 7 胸椎棘突下，旁开 1.5 寸，左右各 1 穴。

命门： 在腰部，后正中线上，第 2 腰椎棘突下凹陷中。

对症经络拍打方法

【基本拍打】

①双手掌交替拍打腰部 10 ～ 15 分钟。

②双手掌交替拍打委中 5 ～ 10 分钟，由外而内，以拍打部位微热为宜。

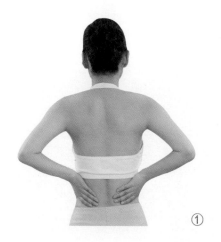

①

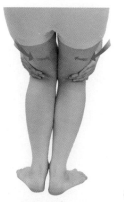

②

【随证加减】

》 寒湿腰痛需加

重点拍打肾俞、大肠俞、关元俞等穴位。

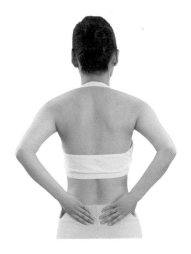

》 瘀血腰痛需加

重点拍打腰部阿是穴，加拍打膈俞 5～10 分钟，以拍打部位微热为宜。

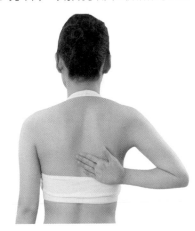

》 肾虚腰痛需加

重点拍打肾俞、命门等穴位，以拍打部位微热为宜。

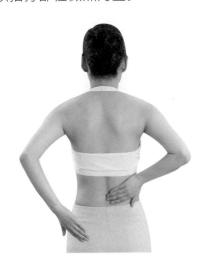

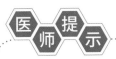

医师提示

☑提重物时不要弯腰，应该先蹲下拿到重物，然后慢慢起身，尽量做到不弯腰。

☑工作中注意劳逸结合，姿势正确，不宜久坐久站，在进行剧烈体力活动前先做准备活动。

☑卧床休息，宜选用硬板床，保持脊柱生理弯曲。

☑避寒保暖。

☑平时应加强对腰背肌的锻炼，增强腰椎功能。

网球肘

网球肘的学名叫肱骨外上髁炎，即关节外侧前臂伸肌起点处肌腱发炎疼痛。疼痛的产生是由前臂伸肌重复用力引起的慢性撕拉伤造成的。患者会在用力抓握或提举物体时感到患部疼痛，影响患者的伸指、伸腕和前臂旋转功能。其实，网球肘就是过劳性综合征的典型例子。这种病症在网球、羽毛球运动员群体中较常见，此外，家庭主妇、砖瓦工、木工等长期反复用力气做肘部活动的人，也易患此病。

有效穴位

曲池：在肘横纹外侧端，屈肘，当尺泽与肱骨外上髁连线的中点，左右各 1 穴。

外关：在前臂背侧，当阳池与肘尖的连线上，腕背横纹上 2 寸，尺骨与桡骨之间，左右各 1 穴。

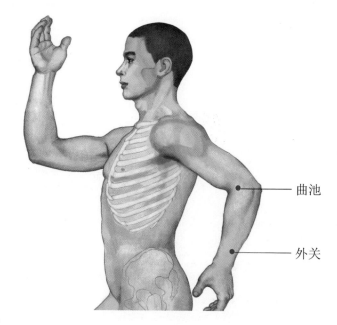

—— 曲池

—— 外关

对症经络拍打方法 ///

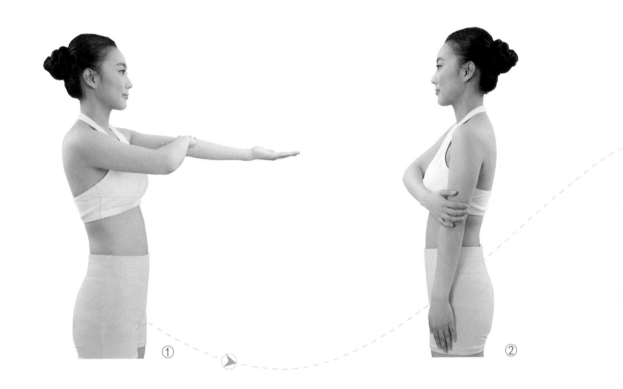

① ②

①在肘外侧找到最痛点，先在痛点的上、下、左、右分四点，分别按揉，顺时针9圈，逆时针6圈，让局部有发热的感觉。

②用手指以按法点按曲池、外关穴；用拨法弹拨肌腱刺激桡侧腕伸肌，以达到剥离局部粘连的作用。如果有明显压痛点可以用拇指在该处行拨络法。

③对手臂上远离患侧的部位进行适度拍打，保证整个手臂的血液运行畅通。

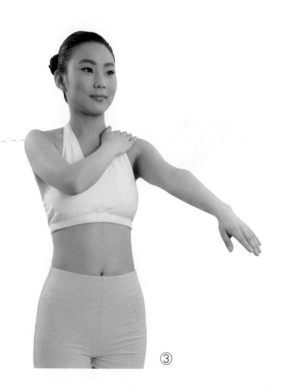

③

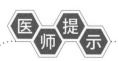

☑从事腕力劳动较多的患者，可以根据情况改变原有的常用姿势，有益于本病的康复。

☑坚持自我按摩和拍打，对网球肘的康复治疗能起到积极的作用。

☑应注意局部保暖，避免寒冷因素刺激。

☑患者应适当进行锻炼，做甩鞭动作（即前臂在内旋的同时屈肘，然后伸直肘关节）。

坐骨神经痛

坐骨神经是人体最粗大的神经，支配下肢的感觉和运动。坐骨神经痛是常见病、多发病，是由坐骨神经受刺激或压迫所致，以疼痛限于坐骨神经分布区的大腿后部、小腿后外侧和足部为特征的一种病症。

临床分型

◎原发性坐骨神经痛：发病原因尚不明确，可能与受寒、感染等原因有关。

◎继发性坐骨神经痛：可分为根性坐骨神经痛和干性坐骨神经痛。根性坐骨神经痛多由腰椎间盘突出、腰椎椎管狭窄、椎管内肿瘤等原因引起。干性坐骨神经痛则多由骶髂关节炎、妊娠子宫压迫等原因导致。

有效穴位

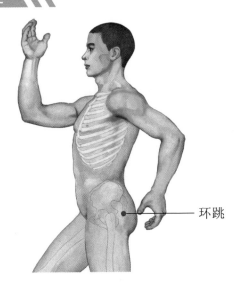

环跳

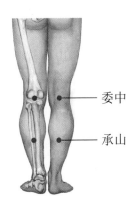

委中

承山

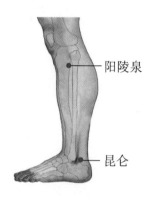

阳陵泉

昆仑

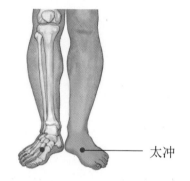

太冲

环跳：在臀部，当股骨大转子高点与骶管裂孔连线的外 1/3 与内 2/3 交界处，左右各 1 穴。

委中：在腘横纹中点，当股二头肌腱与半腱肌肌腱的中间，左右各 1 穴。

阳陵泉：在小腿外侧，腓骨小头前下方凹陷处，左右各 1 穴。

承山：在小腿后侧正中，委中与昆仑之间，当伸直小腿或足跟上提时，腓肠肌肌腹下出现尖角凹陷处，左右各 1 穴。

昆仑：在足部外踝后方，当外踝尖与跟腱之间的凹陷处，左右各 1 穴。

太冲：在足背，第 1、2 跖骨结合部之前方凹陷处，左右各 1 穴。

对症经络拍打方法

①自上而下地反复拍后背部及腰部、臀部、大腿部。

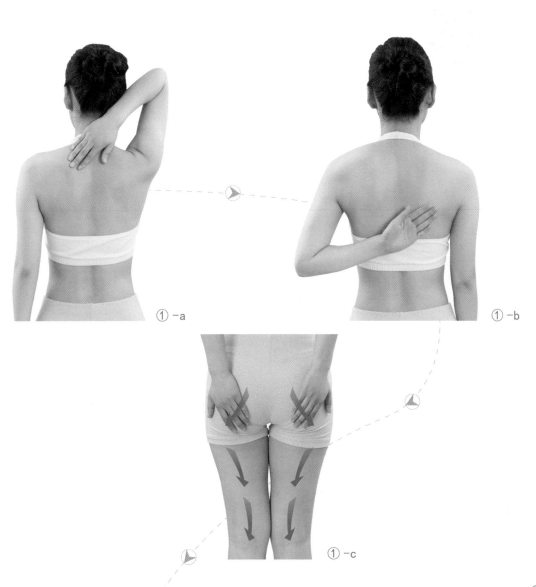

①-a

①-b

①-c

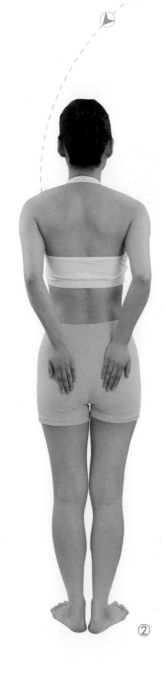

②重点在环跳、委中、阳陵泉、承山、昆仑、太冲等穴位及压痛点拍打。每处拍打 1~2 分钟，手法力度要轻重适度。

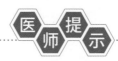
医师提示

☑拍打时，应同时对原发病进行治疗。

☑治疗期间应卧床休息、调节饮食、注意保暖、适当锻炼。

②

膝关节骨关节炎

俗话说："人老先从膝头老。"随着年龄的增长，人体的膝关节诸骨由于长年磨损、关节过度活动等原因，关节软骨退变，软骨弹性降低、变薄、粗糙、增生，致使关节不稳定，造成病变，引起相应部位的骨质增生，致关节间隙狭窄，压迫关节周围组织韧带、关节囊、滑膜及关节周围肌肉，最终导致关节疼痛和功能丧失。

有效穴位

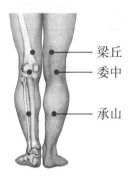

梁丘
委中
承山

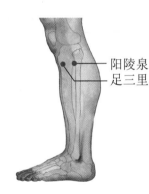

阳陵泉
足三里

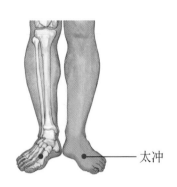

太冲

承山： 在小腿后侧正中，委中与昆仑之间，当伸直小腿或足跟上提时，腓肠肌肌腹下出现尖角凹陷处，左右各 1 穴。

阳陵泉： 在小腿外侧，腓骨小头前下方凹陷处，左右各 1 穴。

委中： 在腘横纹中点，当股二头肌腱与半腱肌肌腱的中间，左右各 1 穴。

足三里： 在小腿前外侧，犊鼻下 3 寸，胫骨前缘外一横指（拇指）处，左右各 1 穴。

梁丘： 在髂前上棘与髌骨外上缘连线上，髌骨外上缘上 2 寸，左右各 1 穴。

太冲： 在足背侧，当第 1、2 跖骨结合部之前凹陷处，左右各 1 穴。

对症经络拍打方法 ▶▶▶

①拍打膝部，叩击承山、阳陵泉、委中。　　②拍打足三里、梁丘、太冲。

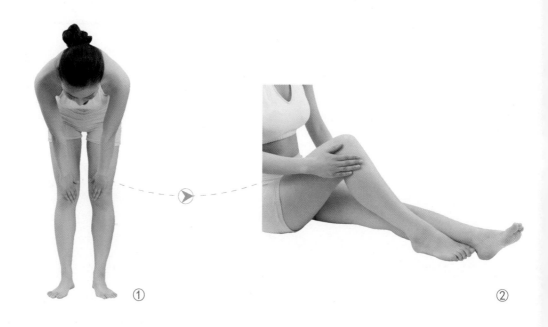

①　　②

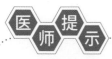

☑要避免长时间的站立及长距离、超负荷行走。

☑天气寒冷时，要注意膝盖的保暖，必要时戴上护膝。

☑过于肥胖者要控制饮食，注意调整饮食结构，减轻关节的压力和磨损程度。

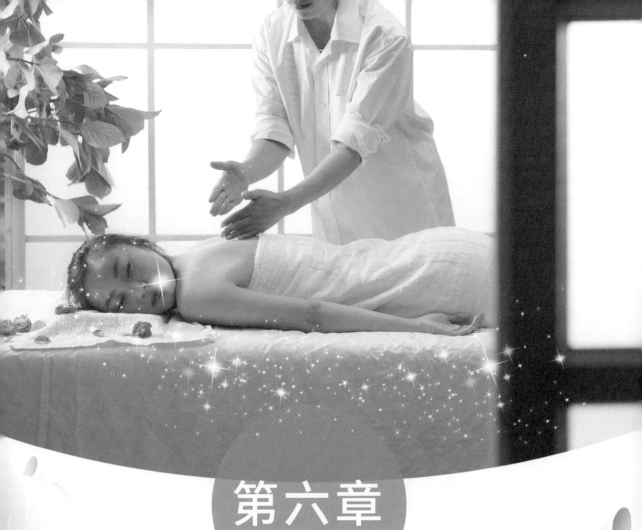

第六章

妇科常见病症的经络拍打

痛则不通，通则不痛。同理而言，一些常见的妇科病，比如痛经，就是由经络不通和寒气逼入导致的。轻轻拍打与女性生殖系统相联系的经络及穴位，既能预防妇科常见病症，又能排除毒素，还能起到瘦身和美容的作用。

痛经

有的女性在月经期前后，或行经过程中，小腹部剧烈疼痛、腰酸，甚则影响工作和学习的表现称为痛经。中医将痛经分为气滞血瘀、寒湿凝滞、气血虚弱、肝肾亏损四种类型。

辨证分型

◎气滞血瘀：经前或经期小腹剧烈胀痛、拒按，经量少、行而不畅，经色紫暗有血块，胸胁或乳房胀痛，舌质正常或有紫点，脉沉弦。

◎寒湿凝滞：经前或经期小腹冷痛，得热则痛减，经量少、有血块，白带多，舌质紫暗，苔白腻，脉沉紧或沉迟。

◎气血虚弱：行经期间或经停时小腹绵绵作痛，且有小腹空坠不适，按之痛减，经量少、色淡、质稀，面色苍白，头晕无力，舌质淡，苔薄，脉虚细。

◎肝肾亏损：经来色淡、量少，行经后小腹作痛、腰肌酸痛、头晕耳鸣，舌质淡红，苔薄，脉沉弦。

有效经络及穴位

【有效经络】

足少阴肾经

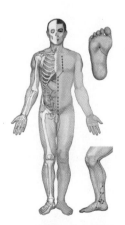

足厥阴肝经

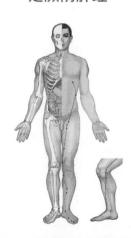

足太阴脾经　　　　足阳明胃经

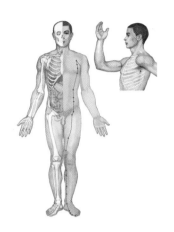
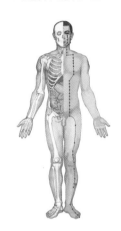

【有效穴位】

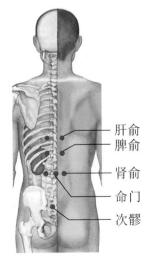

肝俞
脾俞
肾俞
命门
次髎

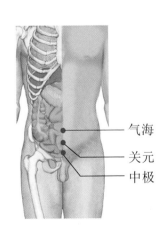

气海
关元
中极

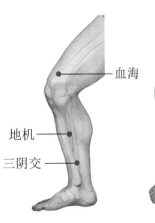

血海
地机
三阴交

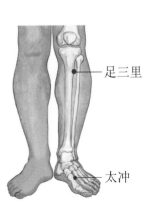

足三里
太冲

中极：在下腹部，前正中线上，脐下4寸。

次髎：在骶部，正对第2骶后孔中，约当髂后上棘与后正中线之间，左右各1穴。

血海：屈膝，在髌骨内缘上2寸，当股四头肌内侧头的隆起处，左右各1穴。

三阴交：在小腿内侧，内踝尖上3寸，胫骨内侧缘后方，左右各1穴。

太冲：在足背，第1、2跖骨结合部之前方凹陷处，左右各1穴。

命门：在腰部，后正中线上，第2腰椎棘突下凹陷中。

肾俞：在腰部，当第2腰椎棘突下，旁开1.5寸，左右各1穴。

地机：在小腿内侧，内踝尖与阴陵泉的连线上，阴陵泉下3寸，左右各1穴。

脾俞：在背部，当第11胸椎棘突下，旁开1.5寸，左右各1穴。

气海：在下腹部，前正中线上，脐下1.5寸。

关元：在下腹部，前正中线上，脐下3寸。

足三里：在小腿前外侧，犊鼻下3寸，胫骨前缘外一横指（拇指）处，左右各1穴。

肝俞：在背部，当第9胸椎棘突下，旁开1.5寸，左右各1穴。

对症经络拍打方法

》气滞血瘀

①拍打中极、次髎，各拍打2分钟，以拍打部位微出痧为宜。

②交替拍打两侧足少阴肾经、足厥阴肝经、足太阴脾经，以拍打部位微热为宜，并在拍过程中重点拍打血海、三阴交、太冲，两侧各拍打5分钟。

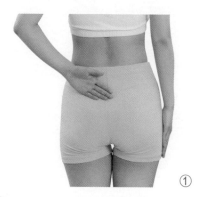

①

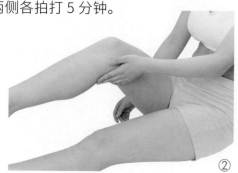

②

》 寒湿凝滞

①拍打命门、肾俞、中极，各 2 分钟，以拍打部位微热为宜。

②交替拍打两侧足太阴脾经、足阳明胃经，并在拍打过程中以地机为重点，两侧各拍打 5 分钟。

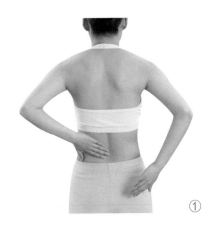

①

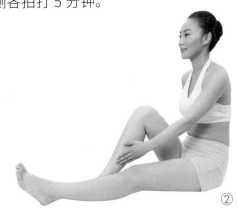

②

》 气血虚弱

①拍打脾俞、肾俞、气海、关元，各拍打 2 分钟，以拍打部位微热为宜。

②交替拍打两侧足少阴肾经、足厥阴肝经、足太阴脾经，以拍打部位微热为宜，并在拍打过程中以三阴交为重点，两侧各拍打 5 分钟。

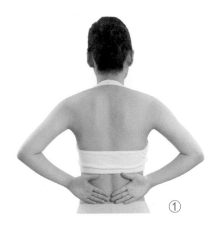

①

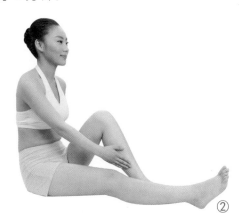

②

》 肝肾亏损

①拍打肝俞、脾俞、肾俞、气海、关元，各拍打 2 分钟，以拍打部位微热为宜。

②交替拍两侧足太阴脾经、足厥阴肝经、足少阴肾经，以拍打部位微热为宜，并在拍打过程中以三阴交为重点，两侧各拍打 5 分钟。

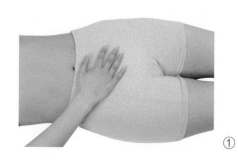

①

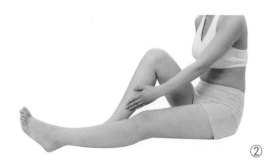

②

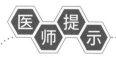

☑按摩治疗期一般选择在非月经期。

☑经期注意保暖，避免寒冷，注意卫生。

☑痛经的原因很多，必要时宜做妇科检查及其他有关检查以明确诊断。

更年期综合征

女性在绝经期前后会出现行经紊乱、头晕耳鸣、心悸失眠、烦躁易怒、烘热汗出、五心烦热，或水肿便溏、腰酸骨楚、倦怠乏力，甚或情志异常，现代医学称之为更年期综合征。

辨证分型

◎肾阴虚：头晕耳鸣，失眠多梦，心烦易怒，烘热汗出，五心烦热，腰膝酸软，或皮肤感觉异常，口干便结，溲少色黄，舌质红少苔，脉细数。

◎肾阳虚：面色晦暗，精神萎靡，形寒肢冷，纳差腹胀，大便溏薄，或面浮肢肿，尿意频数，甚者小便失禁，舌质淡苔薄，脉沉细无力。

有效经络及穴位

【有效经络】

足少阴肾经 足厥阴肝经

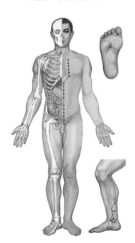
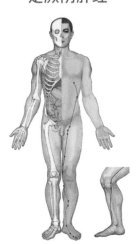

【有效穴位】

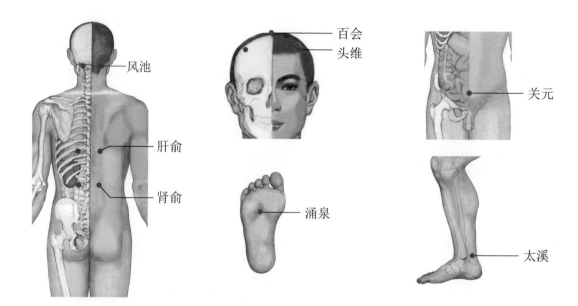

风池

百会
头维

关元

肝俞

肾俞

涌泉

太溪

肝俞： 在背部，当第9胸椎棘突下，旁开1.5寸，左右各1穴。

肾俞： 在腰部，当第2腰椎棘突下，旁开1.5寸，左右各1穴。

头维： 当额角发际上0.5寸，头正中线旁4.5寸，左右各1穴。

百会： 在头顶，头顶正中心，当前发际上5寸，后发际上7寸。

风池： 在项部，当枕骨之下，与风府相平，胸锁乳突肌与斜方肌上端之间的凹陷处，左右各1穴。

太溪： 在足部，内踝尖与跟腱之间的凹陷处，左右各1穴。

涌泉： 在足底部，卷足时足前部凹陷处，约当足底第2、3趾趾缝纹头端与足跟连线的前1/3与后2/3交点上，左右各1穴。

关元： 在下腹部，前正中线上，脐下3寸。

对症经络拍打方法

》肾阳虚

①拍打肝俞、肾俞各 2 分钟，以拍打部位微热为宜。

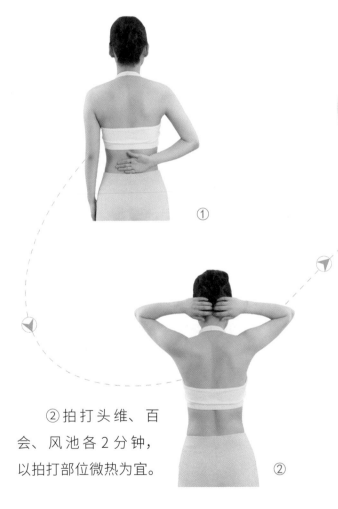

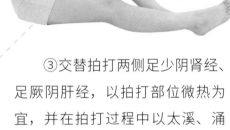

③交替拍打两侧足少阴肾经、足厥阴肝经，以拍打部位微热为宜，并在拍打过程中以太溪、涌泉为重点，两侧各拍打 5 分钟。

②拍打头维、百会、风池各 2 分钟，以拍打部位微热为宜。

》 肾阴虚

①拍打肾俞、关元各 5 分钟。

②双手交替拍打两侧足少阴肾经，以拍打部位微热为宜，两侧各拍打 10 分钟。

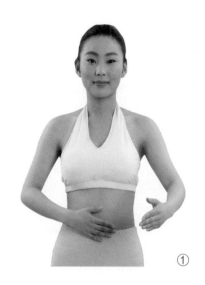

①

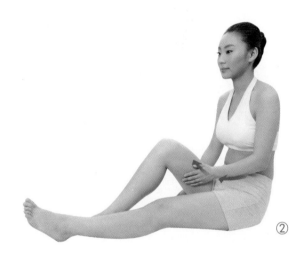

②

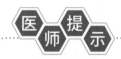

☑培养乐观情绪，保持心情舒畅，消除思想顾虑，注意劳逸结合，保证充足睡眠。

☑多吃些富含雌激素的食物，如大豆、坚果、茴香、芹菜等，可以减轻症状。

月经不调

月经不调是妇科常见疾病，表现为月经周期或出血量的异常，可伴月经前、经期时的腹痛及全身症状。月经不调多由情志异常、思虑过度影响肝经、脾经、冲脉、任脉四脉，或气血虚弱、寒热之邪侵入所致。

辨证分型

◎肾阴虚：绝经前后，头晕耳鸣，腰酸腿软，烘热汗出，五心烦热，失眠多梦，口燥咽干，或皮肤瘙痒，月经周期紊乱，经量少或多，经色鲜红；舌质红，苔少，脉细数。

◎肾阳虚：绝经前后，头晕耳鸣，腰痛如折，腹冷阴坠，形寒肢冷，小便频数或失禁；带下量多，月经不调，经量多或少、色淡、质稀，精神萎靡，面色晦暗；舌质淡，苔白滑，脉沉细而迟。

有效穴位

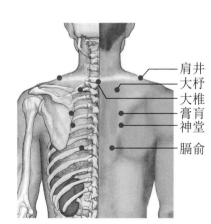

肩井
大杼
大椎
膏肓
神堂
膈俞

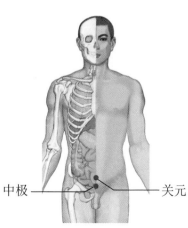

中极 —— 关元

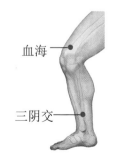

血海

三阴交

大椎：在后正中线上，第 7 颈椎棘突下凹陷中。

大杼：在背部，当第 1 胸椎棘突下，旁开 1.5 寸处，左右各 1 穴。

膏肓：在背部，第 4 胸椎棘突下，旁开 3 寸，左右各 1 穴。

神堂：在背部，第 5 胸椎棘突下，旁开 3 寸，左右各 1 穴。

膈俞：在背中，当第 7 胸椎棘突下，旁开 1.5 寸，左右各 1 穴。

肩井：在肩上，大椎与肩峰连线的中点上，左右各 1 穴。

关元：在下腹部，前正中线上，当脐中下 3 寸。

中极：在下腹部，前正中线上，当脐中下 4 寸。

三阴交：在小腿内侧，内踝尖上 3 寸，胫骨内侧缘后方，左右各 1 穴。

血海：屈膝，在髌骨内缘上 2 寸，当股四头肌内侧头的隆起处，左右各 1 穴。

对症经络拍打方法

①取站位，双脚分开与肩同宽，收腹，上半身微微前倾，臀部向后翘起，左、右手均握拳交替捶打尾椎骨上方区域约 3 分钟。

②拍打后背部，直到后背部潮红发热为止。

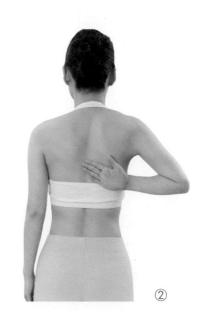

②

③拍打大椎、大杼、膏肓、神堂、膈俞等穴位，感觉上以酸胀为度。

⑤拍打并按摩小腹部，从关元到中极，最佳效果是小腹部开始微微发热。

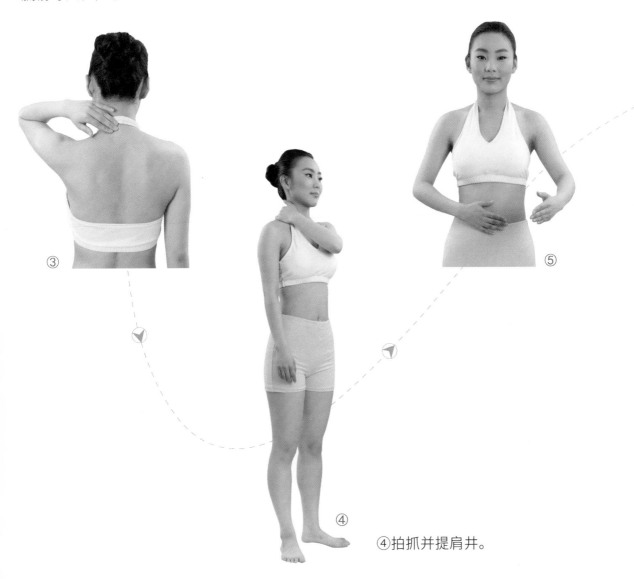

③

⑤

④

④拍抓并提肩井。

⑥点击三阴交、血海。

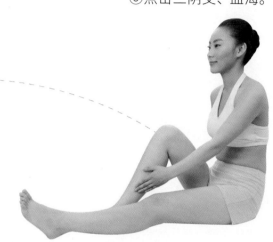

⑥

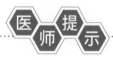

☑注意经期卫生，保持阴部清洁，特别注意下半身的保暖。

☑生活有规律，保持心情舒畅。

☑经期不要发生性行为。

☑戒烟、戒酒、戒咖啡，不要吃辛辣等刺激性食物。

☑可以适当吃一些补血益气的食物。

☑月经期后适宜经络拍打，经期不适宜拍打。

乳痈

乳痈，又称为"奶疮"。乳痈是以乳房红肿疼痛，乳汁排出不畅，以致结脓成痈的急性化脓性疾病。多发于产后哺乳的产妇，尤其是初产妇更为多见。主要表现为乳房部结块、肿胀疼痛，伴有全身发热，溃后脓出稠厚。

辨证分型

◎肝郁气滞：乳头属足厥阴肝经，肝主疏泄，能调节乳汁的分泌。若情志内伤，肝气不舒，厥阴之气失于疏泄，使乳汁发生壅滞而结块，郁久化热，热胜肉腐则成脓。

◎胃热壅滞：乳房属足阳明胃经，乳汁为气血所生化，产后恣食肥甘厚味而致阳明积热，胃热壅盛，导致气血凝滞，乳络阻塞而发生痈肿。

◎乳汁瘀滞：乳头破损或凹陷，影响哺乳，致乳汁排出不畅，或乳汁多而婴儿不能吸空，造成余乳积存，致使乳络闭阻，乳汁瘀滞，日久败乳蓄积，化热而成痈肿。

有效穴位

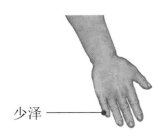

少泽

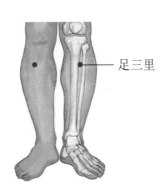

足三里

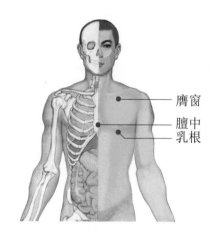

膺窗
膻中
乳根

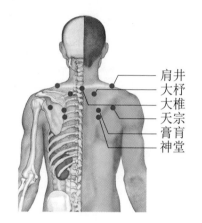

肩井
大杼
大椎
天宗
膏肓
神堂

天宗： 在肩胛部，当冈下窝中央凹陷处，与第 4 胸椎相平，左右各 1 穴。

肩井： 在肩上，大椎与肩峰连线的中点，左右各 1 穴。

大椎： 在后正中线上，第 7 颈椎棘突下凹陷中。

大杼： 在背部，当第 1 胸椎棘突下，旁开 1.5 寸，左右各 1 穴。

膏肓： 在背部，第 4 胸椎棘突下，旁开 3 寸，左右各 1 穴。

神堂： 在背部，第 5 胸椎棘突下，旁开 3 寸，左右各 1 穴。

膺窗： 在胸部，第 3 肋间隙，前正中线旁开 4 寸，左右各 1 穴。

乳根： 在胸部，第 5 肋间隙，当乳头直下，前正中线旁开 4 寸，左右各 1 穴。

膻中： 在胸部，前正中线上，平第 4 肋间隙。

少泽： 在手指，小指尺侧指甲角旁 0.1 寸，左右各 1 穴。

足三里： 在小腿前外侧，犊鼻下 3 寸，胫骨前缘外一横指（拇指）处，左右各 1 穴。

对症经络拍打方法

①用较重的手法从上往下侧击背、腰、臀部以及下肢，至出现酸胀痛感为止，才可达到泻热毒之功。

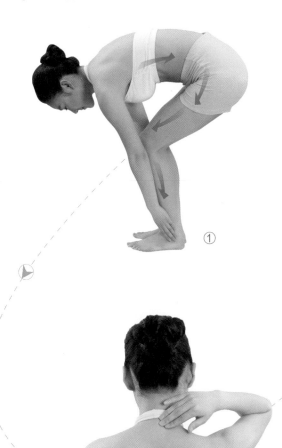

①

③往深处点击天宗，反复拍抓肩井，至产生酸胀感为止。

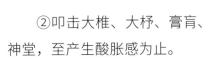

②

③

②叩击大椎、大杼、膏肓、神堂，至产生酸胀感为止。

④掌揉膺窗、乳根、膻中，每个穴位点 3~5 分钟。反复从乳房根部捏挤至乳头部位，挤出乳房内的残乳。

⑤叩击少泽、足三里两个穴位。

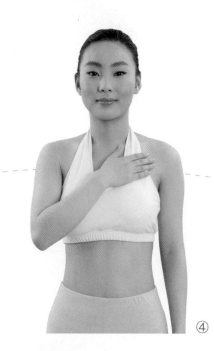

④

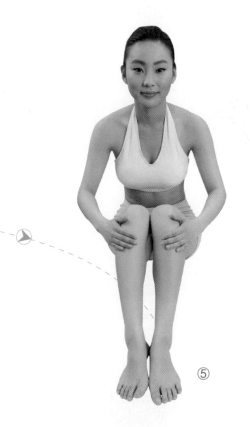

⑤

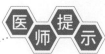

☑在乳痈出现早期可以配合热敷治疗，但是如果已经化脓，则需要转为外科治疗。

☑注意保持乳房、乳头的清洁卫生。

☑哺乳应注意定时哺乳和避风保暖，哺乳后轻揉乳房，将乳汁排空。

☑断奶时不能突然中断，应逐步减少哺乳时间和次数，循序渐进地进行生理调整。

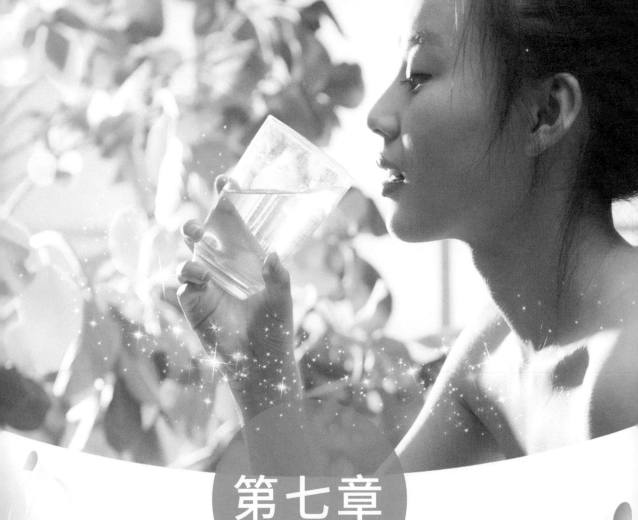

第七章

其他疾病及亚健康的经络拍打

当今，随着生活压力的增大、饮食过量、缺乏锻炼等因素，很多人都有一种或一种以上的亚健康症状及其他疾病。常常进行经络拍打，不仅可以疏通经络、理气通体，还能达到去除疾病隐患的作用。

鼻炎

鼻炎指的是鼻腔黏膜和黏膜下组织的炎症，表现为充血或者水肿，患者经常会出现鼻塞、流清水涕、鼻痒、喉部不适、咳嗽等症状。

辨证分型

◎肺热：鼻塞不通，不闻香味，流涕色黄、黏稠腥秽，咳吐黄痰，前额隐痛，脉浮而数。

◎肝胆郁热：鼻塞不通，流涕色黄、黏稠腥秽，头晕目眩，或偏头痛，口苦咽干，两胁胀满而痛，脉弦而微数。

有效经络及穴位

【有效经络】

手太阴肺经	手阳明大肠经	足少阳胆经

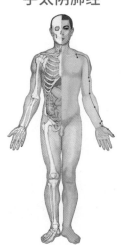
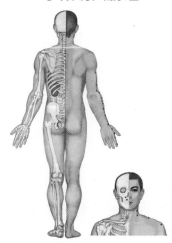
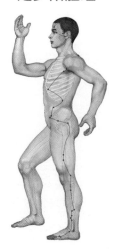

【有效穴位】

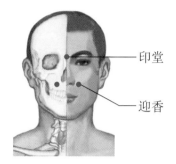

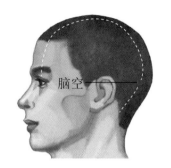

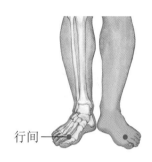

印堂

迎香

脑空

行间

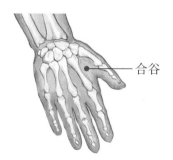

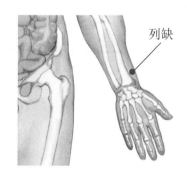

合谷

列缺

合谷： 在手背，第 1、第 2 掌骨间，当第 2 掌骨桡侧的中点处，左右手各 1 穴。

列缺： 在小臂，掌后腕横纹桡侧端，桡骨茎突上方，腕横纹上 1.5 寸，左右各 1 穴。

迎香： 在面部，鼻翼外缘中点旁开约 0.5 寸，鼻唇沟中，左右各 1 穴。

印堂： 在额部，当两眉头的中间。

脑空： 在头部，当枕外隆凸的上缘外侧，头正中线旁开 2.25 寸，平脑户，左右各 1 穴。

行间： 在足背，当第 1、2 趾间的趾蹼缘上方纹头处，左右各 1 穴。

对症经络拍打方法 \\\

≫ 肺热

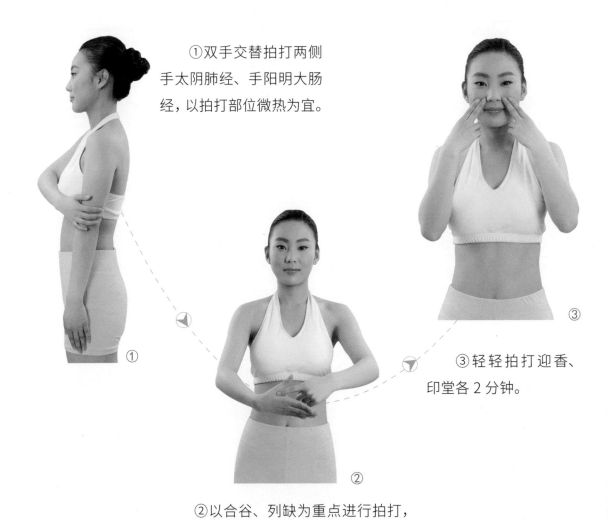

①双手交替拍打两侧手太阴肺经、手阳明大肠经，以拍打部位微热为宜。

③轻轻拍打迎香、印堂各 2 分钟。

②以合谷、列缺为重点进行拍打，可微微出痧。

》 肝胆郁热

①拍打脑空、迎香各 2 分钟，以拍打部位微热为宜。

②双手对称拍打两侧足少阳胆经、足厥阴肝经，以拍打部位微热为宜，并在拍打过程中以行间为重点，两侧各拍打 5 分钟。

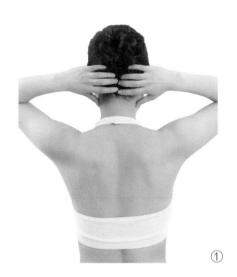

①

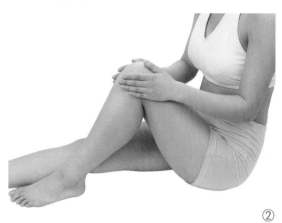

②

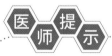

☑戒烟酒，注意饮食卫生和环境卫生，避免粉尘长期刺激。

☑避免长期使用鼻腔减充血药，该类药物有可能造成"药物性鼻炎"。

☑积极治疗急性鼻炎，每遇感冒鼻塞加重，不可用力抠鼻，以免造成鼻腔感染。

☑注意气候变化，及时增减衣服。

☑应尽量避免出入人群密集的场所，并注意戴口罩。

神经衰弱

现代人的生活压力大，不管是从事体力劳动还是脑力劳动，很多人经常容易感到乏力和疲劳，有人则是难以集中注意力，或失眠，或记忆不佳，这都是神经衰弱的表现。很多精神科专家认为精神因素是造成神经衰弱的主因。凡是能引起持续的紧张心情和长期的内心矛盾的一些因素，使神经活动过程强烈而持久处于紧张状态，超过神经系统张力的耐受限度，即可发病，如过度疲劳而又得不到休息。

有效穴位

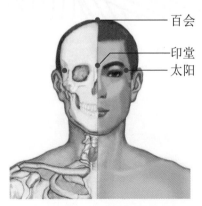

百会

印堂

太阳

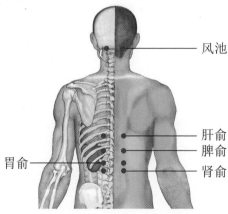

风池

肝俞

脾俞

胃俞

肾俞

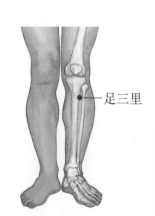

足三里

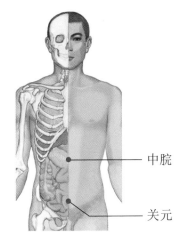

中脘

关元

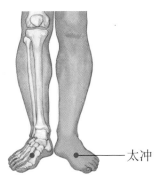

太冲

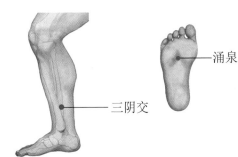

涌泉

三阴交

印堂： 在额部，当两眉头的中间。

太阳： 在头部，当眉梢与目外眦之间，向后约一横指的凹陷处，左右各 1 穴。

百会： 在头顶，头顶正中心，当前发际上 5 寸，后发际上 7 寸。

关元： 在下腹部，前正中线上，脐下 3 寸。

中脘： 在上腹部，前正中线上，脐上 4 寸。

三阴交： 在小腿内侧，内踝尖上 3 寸，胫骨内侧缘后方，左右各 1 穴。

足三里： 在小腿前外侧，犊鼻下 3 寸，胫骨前缘外一横指（拇指）处，左右各 1 穴。

太冲： 在足背侧，当第 1、2 跖骨结合部之前凹陷处，左右各 1 穴。

风池： 在项部，当枕骨之下，与风府相平，胸锁乳突肌与斜方肌上端之间的凹陷处，左右各 1 穴。

涌泉： 在足底部，卷足时足前部凹陷处，约当足底第 2、3 趾趾缝纹头端与足跟连线的前 1/3 与后 2/3 交点上，左右各 1 穴。

肝俞： 在背部，当第 9 胸椎棘突下，旁开 1.5 寸，左右各 1 穴。

脾俞： 在背部，当第 11 胸椎棘突下，旁开 1.5 寸，左右各 1 穴。

胃俞： 在背部当第 12 胸椎棘突下，旁开 1.5 寸，左右各 1 穴。

肾俞： 在腰部，当第 2 腰椎棘突下，旁开 1.5 寸，左右各 1 穴。

对症经络拍打方法 ▷▷▷

①垂直站立，双手自然垂直往下放，缓慢深呼吸。吸气时，双手指尖或手掌轻轻敲打胸部各部位；呼气时，加大动作适当用力，并间歇性地进行吐息。

②双膝微曲，双手自然下垂，完全放松，模仿弹簧的上下振动方式做运动，用腰部的转动带动双手手臂自然摆动，同时借扭动的速度和节奏拍打腹部、腰部、胸部、背部、肩部和臀部等，待身体产生温热感时，即可停止。

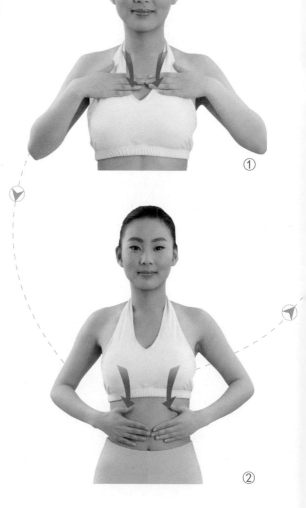

①

②

③选择合适的体位，双手在印堂、太阳、百会、关元、中脘、三阴交、足三里、太冲、风池、涌泉、肝俞、脾俞、胃俞、肾俞等穴位进行拍打，每个穴位可以拍打 1～2 分钟。根据实际情况，可以适当调节手法的轻重。

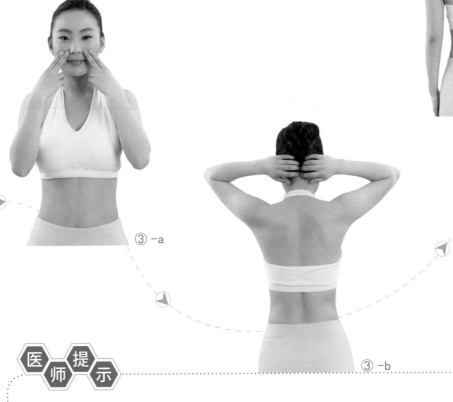

③ -a

③ -b

③ -c

医师提示

☑适当地进行体育锻炼，多多参加户外集体活动。

☑提升和改善周围生活环境，放松心态，学会放下，避免受到刺激。

失眠

失眠是由情志失调、饮食内伤、病后及年迈、禀赋不足、心虚胆怯等病因，引起心神失养或心神不安，从而导致经常不能获得正常睡眠的一类病症。主要表现为睡眠时间、深度的不足以及不能消除疲劳、恢复体力与精力，轻者入睡困难，或寐而不酣、时寐时醒，或醒后不能再寐，重者彻夜不寐。

辨证分型

◎心火偏亢：心烦不寐，躁扰不宁，怔忡，口干舌燥，小便短赤，口舌生疮，舌尖红，苔薄黄，脉细数。

◎肝郁化火：急躁易怒，不寐多梦，甚至彻夜不眠，伴有头晕头胀、目赤耳鸣、口干而苦、便秘溲赤，舌质红苔黄，脉弦而数。

◎痰热内扰：不寐，胸闷心烦，泛恶，嗳气，伴有头重目眩、口苦，舌质红苔黄腻，脉滑数。

◎阴虚火旺：心烦不寐，心悸不安，腰酸足软，伴头晕、耳鸣、健忘、遗精、口干津少，五心烦热，舌质红少苔，脉细而数。

◎胃气失和：不寐，脘腹胀满，胸闷嗳气，嗳腐吞酸，或见恶心呕吐、大便不爽，舌苔腻，脉滑。

有效经络及穴位

【有效经络】

手少阴心经

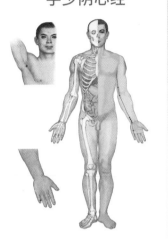

手厥阴心包经

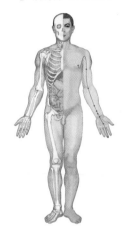

足少阳胆经

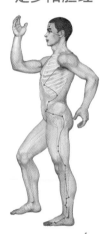

足厥阴肝经

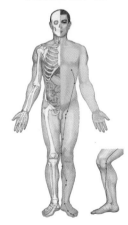

足太阴脾经

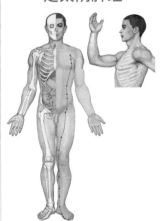

足少阴肾经

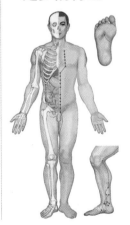

足阳明胃经

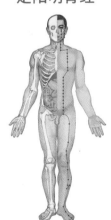

【有效穴位】

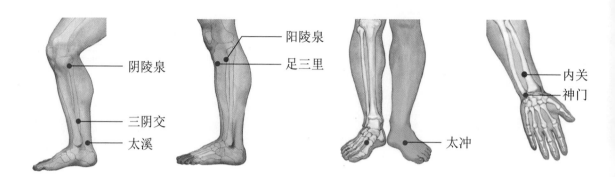

神门： 在腕横纹尺侧端，尺侧腕屈肌腱的桡侧凹陷处，左右各 1 穴。

内关： 在前臂掌侧，当曲泽与大陵的连线上，腕横纹上 2 寸，掌长肌腱与桡侧腕屈肌腱之间，左右各 1 穴。

阳陵泉： 在小腿外侧，腓骨小头前下方凹陷处，左右各 1 穴。

太冲： 在足背，第 1、2 跖骨结合部之前方凹陷处，左右各 1 穴。

三阴交： 在小腿内侧，内踝尖上 3 寸，胫骨内侧缘后方，左右各 1 穴。

足三里： 在小腿前外侧，犊鼻下 3 寸，胫骨前缘外一横指（拇指）处，左右各 1 穴。

太溪： 在足部，内踝尖与跟腱之间的凹陷处，左右各 1 穴。

阴陵泉： 在小腿内侧，当胫骨内侧髁后下方凹陷处，左右各 1 穴。

对症经络拍打方法 ▷▷▷

▶ 心火偏亢

①双手交替拍打两侧手少阴心经，从上到下，分别往复拍打 5 分钟，以局部微热为宜。

②先以双手交替拍打两侧手厥阴心包经，从上到下，分别往复拍打 5 分钟，以局部微热为宜；再重点拍打神门、内关等穴位，可微微出痧。

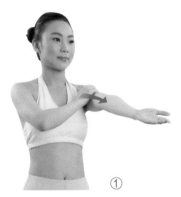

①

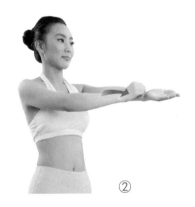

②

▶ 肝郁化火

①先以双手交替拍打两侧足少阳胆经、足厥阴肝经，从上到下，两侧分别往复拍打 5 分钟，以局部微热为宜。

②再重点拍打阳陵泉、太冲等穴位，可微微出痧。

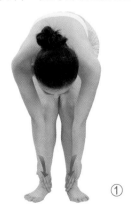

①

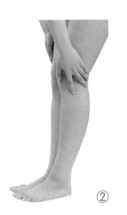

②

➢➢ 痰热内扰

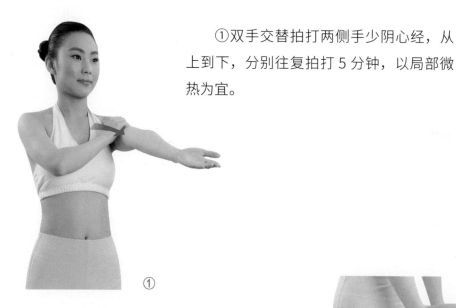

①双手交替拍打两侧手少阴心经，从上到下，分别往复拍打 5 分钟，以局部微热为宜。

①

②先以双手交替拍打两侧足太阴脾经，从上到下，分别往复拍打 5 分钟，以局部微热为宜；再重点拍打神门、阴陵泉、三阴交等穴位，可微微出痧。

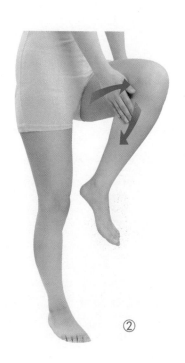

②

≫ 阴虚火旺

①双手交替拍打两侧手厥阴心包经，从上到下，分别往复拍打 5 分钟，以局部微热为宜。

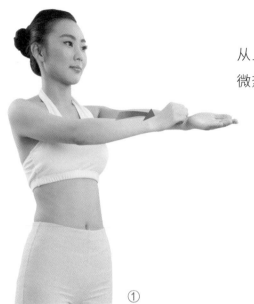

①

②先以双手交替拍打两侧足少阴肾经，从上到下，分别往复拍打 5 分钟，以局部微热为宜；再重点拍打太冲、太溪等穴位，可微微出痧。

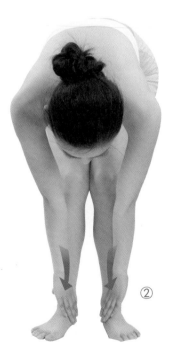

②

≫ 胃气失和

①双手交替拍打两侧足太阴
脾经，从上到下，分别往复拍打
5分钟，以局部微热为宜。

③再重点拍打
阴陵泉、足三里等
穴位，可微微出痧。

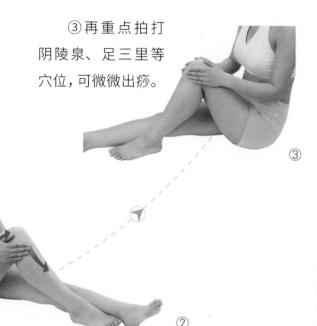

②先以双手交替拍打两侧足阳
明胃经，从上到下，分别往复拍打
5分钟，以局部微热为宜。

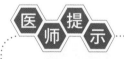

☑宜清淡饮食，少食海味佳肴，加食些杂粮。

☑忌乱投医、乱服药、滥用所谓的保健品。

☑忌生活无规律。

☑见效后，忌立即恢复原来紧张的工作，或又进入原来的精神环境。最好要有一个相对
安静的生活、工作环境过渡一下，使之巩固一个阶段，这样才有利于避免病情的再复发。

☑青少年应进行体育锻炼和精神调节。

手足冰冷

手足冰冷主要是由心血管系统障碍和阳虚体寒造成的。中医学认为，手足冰冷是一种"闭症"，所谓"闭"即是不通，受到天气转凉或身体受凉等因素的影响，致使肝脉受寒，肝脏的造血功能受到影响，导致肾脏阳气不足，肢体冰冷，手脚发红或发白，甚至出现疼痛的感觉。

有效穴位

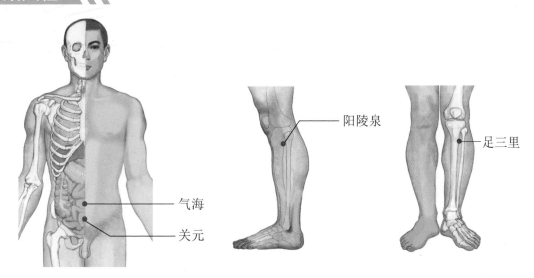

阳陵泉

足三里

气海

关元

气海： 在下腹部，前正中线上，脐下 1.5 寸。

关元： 在下腹部，前正中线上，脐下 3 寸。

阳陵泉： 在小腿外侧，腓骨小头前下方凹陷处，左右各 1 穴。

足三里： 在小腿前外侧，犊鼻下 3 寸，胫骨前缘外一横指（拇指）处，左右各 1 穴。

对症经络拍打方法

①垂直站立，双脚分开与肩同宽，食指、中指和无名指并拢，同时吸气，屏住呼吸，对准腹部气海穴开始拍打，拍打数次后呼气，再吸气，屏气后再进行拍打。反复操作数次，以体表皮肤微微发红为度，直至腹部有温暖的感觉为止。

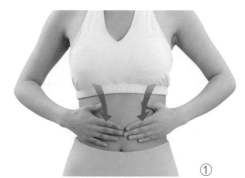

①

②先以右手握住右脚尖，用左手拍打左侧后腰部上肾脏投射于体表的位置，大约持续2分钟，然后换对侧进行相同操作（无法够到脚尖时，也可以微微屈膝，尽量将全身伸展开）。

③先以右手握住右脚尖，用左手拍打大、小腿内侧的肾经循行部位，大约持续2分钟，之后再换相反方向进行相同操作。

④身体自然垂直站立，双脚分开与肩同宽，重心放在前脚掌，微屈膝下蹲，双脚紧抓地面。举起双臂，以自然下坠的方式，左、右手均握拳捶打腹区100下。

⑤拍打足三里穴5分钟。

⑤

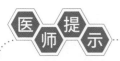

☑不管年龄如何，都要适当进行体育锻炼，这能起到改善血液循环、加快新陈代谢的作用。

☑注意保暖，尤其是秋冬季节对关节部位的保暖。

☑最好每晚睡前用热水泡脚。

☑每天可适量饮用姜红茶。

小腿抽筋

小腿抽筋在医学上被称为"腓肠肌痉挛"，是痉挛性疼痛中最常见的一种，其特点是腓肠肌突然发生的强直性的、疼痛性的痉挛，持续时间大多由数秒到数分钟不等，发作时疼痛难忍，尤其是半夜抽筋时往往会把人痛醒。

有效穴位

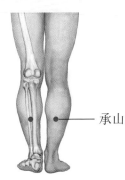
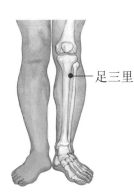
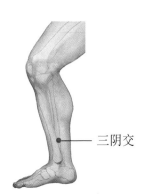

三阴交： 在小腿内侧，内踝尖上3寸，胫骨内侧缘后方，左右各1穴。

足三里： 在小腿前外侧，犊鼻下3寸，胫骨前缘外一横指（拇指）处，左右各1穴。

承山： 在小腿后侧正中，委中与昆仑之间，当伸直小腿或足跟上提时，腓肠肌肌腹下出现尖角凹陷处，左右各1穴。

对症经络拍打方法

①用两只手掌按摩并拍打小腿部 5 分钟，并重点拍打三阴交、足三里和承山各 100 下。

②取端坐位，坐在椅子上，双脚着地，轮流交替用力跺脚 200 次，缓解并消除小腿腓肠肌的痉挛疼痛。

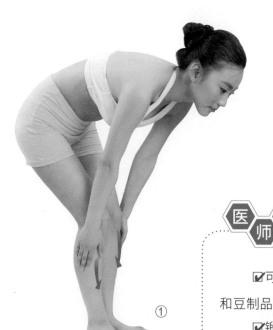

①

医师提示

☑可吃钙片，也可吃含钙丰富的食物如虾、牛奶和豆制品等，注意多补充钙和维生素 D。

☑锻炼前要做好充分的准备活动，以免在激烈运动中发生腿抽筋。

☑要注意局部保暖，不要再让局部肌肉受寒、紧绷。

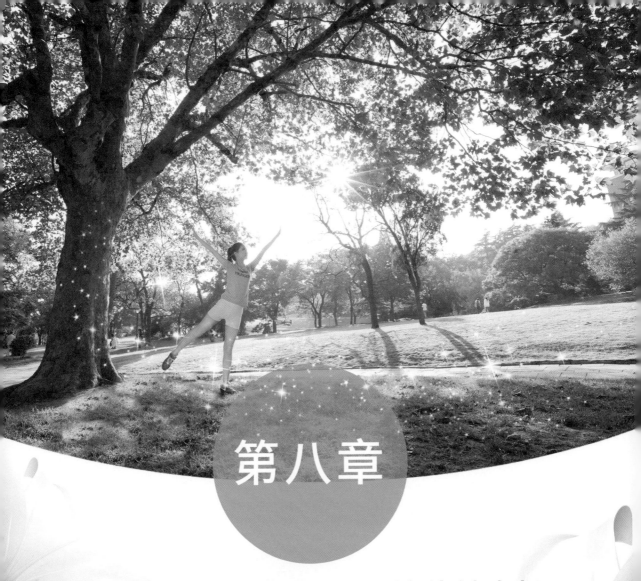

第八章

简单健康的经络拍打及拉伸健身操

随着科学与经济的不断发展，人们的生活越来越便利，也越来越忙碌，同时，各种各样的"现代病"困扰着人们。为此，医学工作者设计了多种能充分利用碎片时间的短时特效经络拍打操。余暇时间坚持练习，不仅能疏通经脉，还能起到治"未病"的作用。

8 分钟极简经络拍打操

8 分钟极简经络拍打操，即循经拍打全身经络，能疏通全身经络、活跃气血，共分为 7 个小节，每个小节中每一侧包含四个 8 拍（从 1 数到 8 为一个 8 拍），简单易学，具有增强体质、预防疾病的功效。

【起势】

双脚分开与肩同宽，双臂自然下垂，均匀呼吸，全身放松。

【第 1 小节　拍打头部】

①将双手放在头上，先从前向后拍打至后发际。

②再从后向前拍打，重复四个 8 拍。

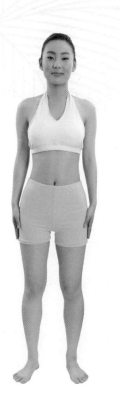

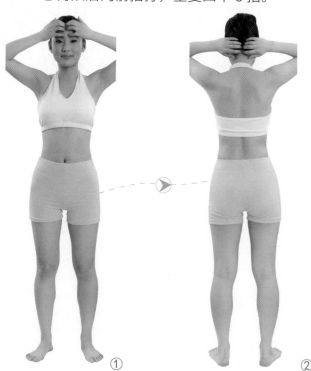

①

②

【第 2 小节　拍打颈肩部】

①右手从左侧颈部往下拍打至左肩部，重复四个 8 拍。

③换另一侧拍打。

②重点拍打肩井 36 次。

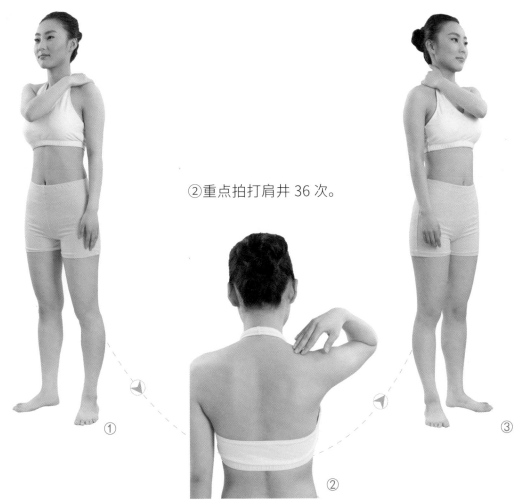

①

②

③

【第 3 小节　拍打手臂】

①抬起左手，右手握空心拳先从手臂内侧由上向下拍打。

③换另一侧拍打，重复四个 8 拍。

②再从手臂外侧由下向上拍打，重复四个 8 拍。

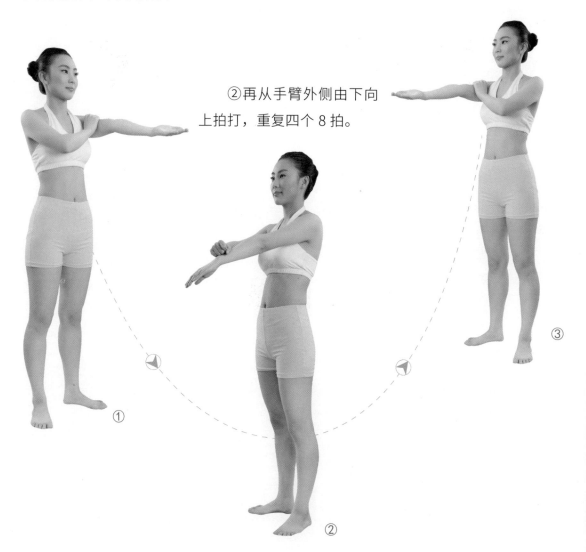

【第 4 小节　拍打前胸部】

①将双手放在前胸部，双掌同时轻拍胸部两侧。

③单手拍打胸部中央任脉（天突至鸠尾）。

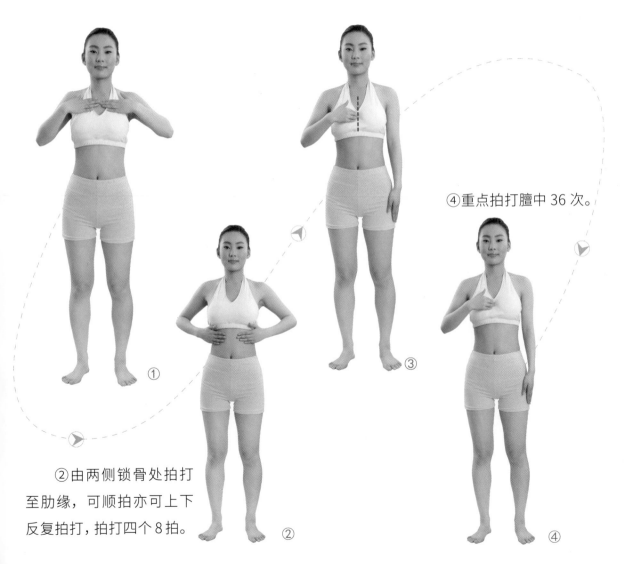

④重点拍打膻中 36 次。

②由两侧锁骨处拍打至肋缘，可顺拍亦可上下反复拍打，拍打四个 8 拍。

【第 5 小节　拍打、摩擦腹部】

①将双手放在腹部，双掌同时拍打腹部前部和两侧，重复四个 8 拍。

②拍打完后双掌由外向内、由上向下推摩腹部 36 次。

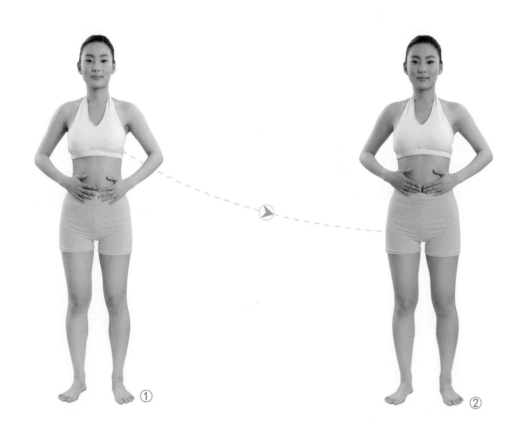

【第 6 小节　拍打腰臀部】

①用双掌掌背由上向下拍打腰臀部，重复四个 8 拍。

②重点拍打环跳 36 次。

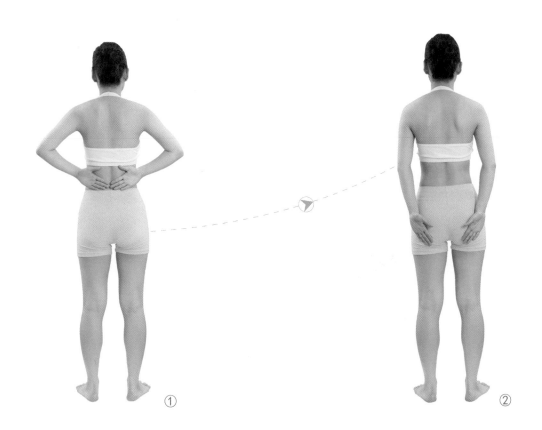

①　　　　　　　　　　　　　　②

【第 7 小节　拍打双腿】

①双手沿着大腿部内侧、膝盖内侧拍打至脚踝部。

④重点拍打血海、足三里、三阴交各 36 次。

③重点拍打风市、阳陵泉各 36 次。

②再沿着脚踝外侧、双腿外侧由下向上拍打到大腿根部，重复四个 8 拍。

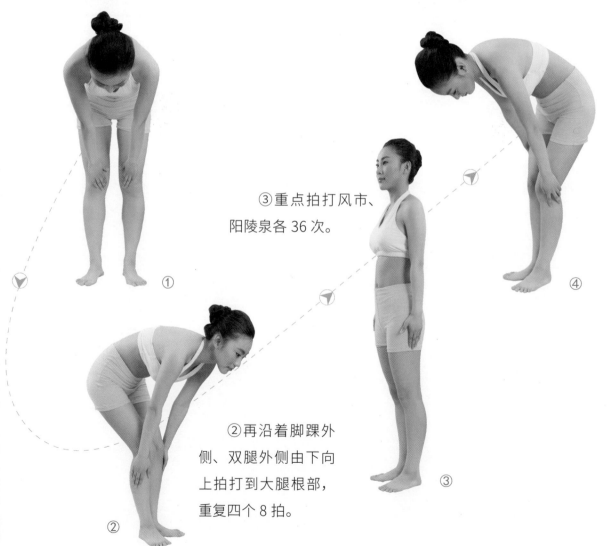

18 分钟有效经络拍打操

18 分钟有效经络拍打操比前面的 8 分钟极简经络拍打操更细致，充分利用了有效穴位，通过拍打、按压有效穴位，不仅能消除全身疲劳，还能起到保健肠胃功能和缓解便秘的效果，对心脏、乳腺、肺、淋巴循环系统大有裨益。女性朋友们每天坚持练习，保持内分泌循环畅通，不仅能美容养颜，还能延缓衰老。

【第 1 小节　拍打头部】

①单手四指并拢、微曲，从前额两眉中间沿中线向上，拍打至头顶，再向后一直拍打至后颈部发际处，重复四个8 拍。

②重点拍打百会、风府各 36 次。

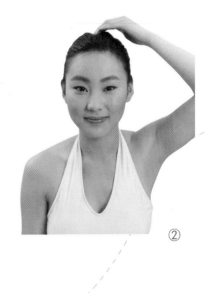

① -a

① -b

②

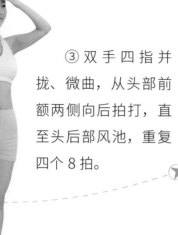

③双手四指并拢、微曲，从头部前额两侧向后拍打，直至头后部风池，重复四个 8 拍。

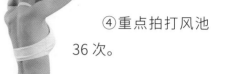

④重点拍打风池 36 次。

③

④

【第 2 小节　拍打颈部】

①先用单手拍打颈部后侧，再用双手拍打颈部两侧，分别重复四个 8 拍。

②最后拍打大椎 36 次。

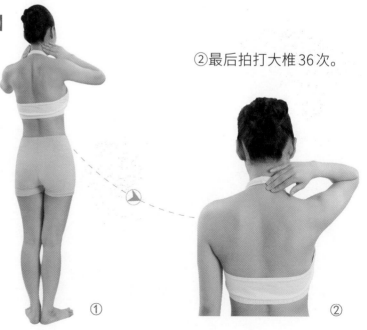

①

②

【第 3 小节　拍打肩部和手臂】

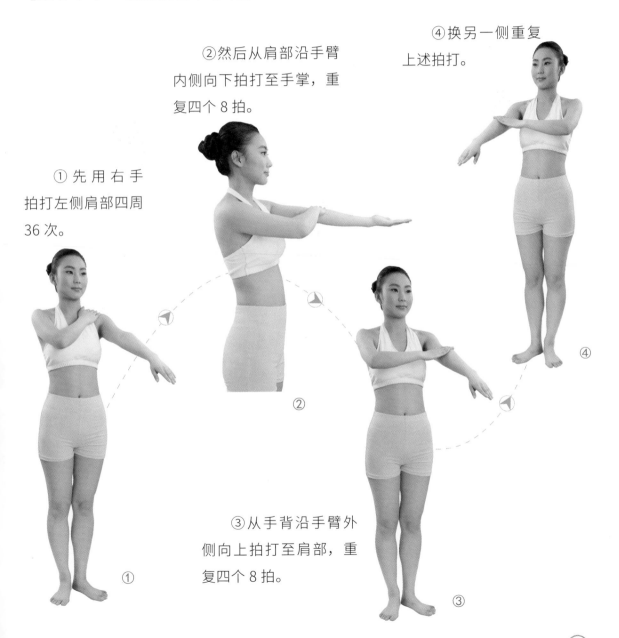

④换另一侧重复上述拍打。

②然后从肩部沿手臂内侧向下拍打至手掌，重复四个 8 拍。

①先用右手拍打左侧肩部四周 36 次。

③从手背沿手臂外侧向上拍打至肩部，重复四个 8 拍。

【第4小节　拍打背腰臀部】

①先拍打背部两侧，由上而下直至臀部，重复四个8拍。

②再拍打背部中央督脉，重复四个8拍。

③重点拍打身柱穴36次。

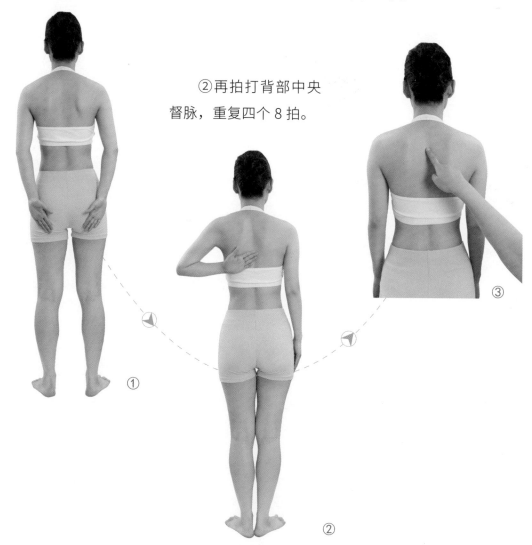

【第 5 小节　拍打躯干两侧】

①一侧手臂抬起高举，用另一侧手掌拍打此侧腋窝 36 次。

②然后由腋下拍打至侧胯部，再由侧胯部拍打至腋下，重复四个 8 拍。

③换另一侧进行拍打。

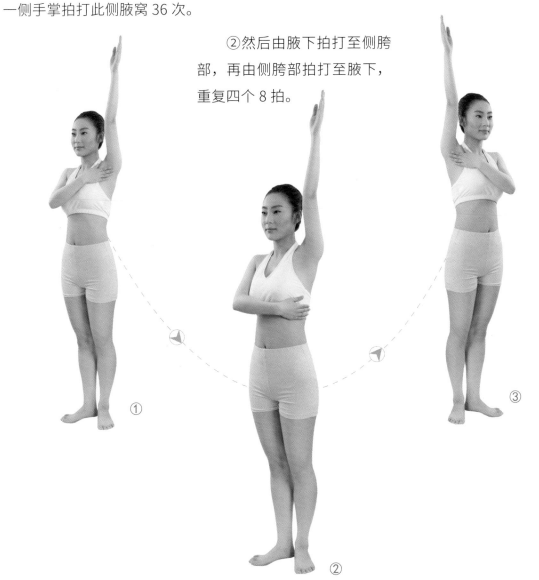

【第 6 小节　拍打胸腹部】

①由两侧锁骨向下拍打胸腹部两侧，至大腿根部，可顺拍亦可上下反复拍打，重复四个 8 拍。

②拍打任脉，由天突拍打至曲骨，重复四个 8 拍。

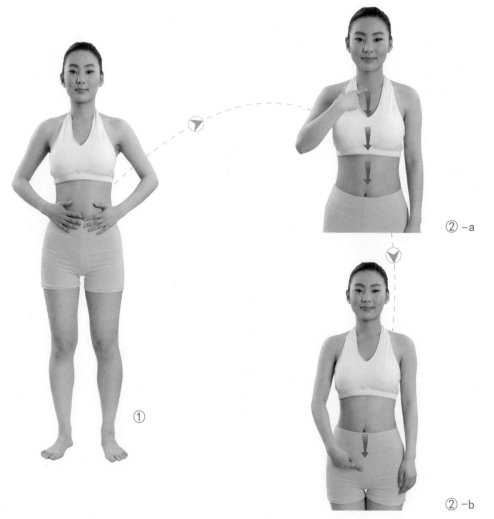

①

②–a

②–b

【第 7 小节 拍打双腿】

①双手沿着大腿部内侧向下拍打至踝关节，重复四个 8 拍。

③双手从足跟部沿腿部后侧向上拍打至大腿根部，重复四个 8 拍。

②双手从踝关节外侧向上拍打至髋关节，重复四个 8 拍。

【第 8 小节　放松】

①摩擦腰部，重复多次，以透热为佳。　　②全身放松，休息，可以喝一杯温开水。

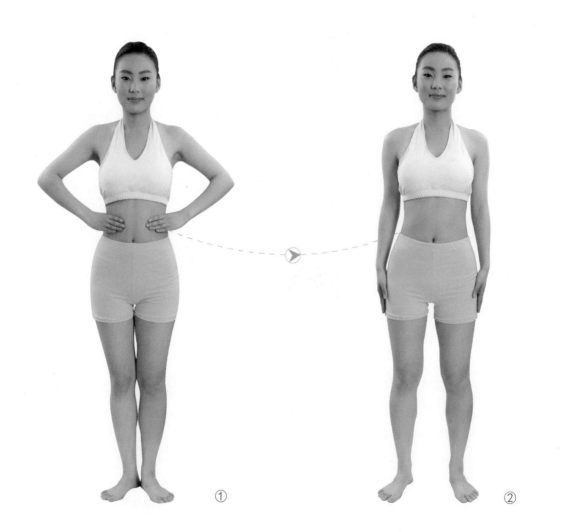

①　　　　　　　　　　　　②

随时随地拍打保健操

【开车堵车时】

①左掌拍打右侧颈肩部，由内向外拍打 36 下。

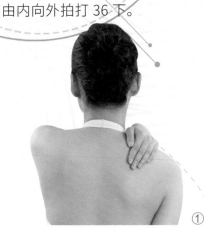

①

②右掌拍打左侧颈肩部，由内向外拍打 36 下。

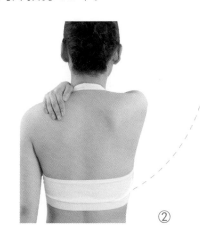

②

【等人久站时】

身体站立，自然放松，身体随着双腿直一曲有节奏地上下颤动。

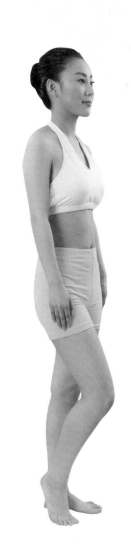

【醒来之后不清醒时】

①轻拍头面部，由头顶至面部及两侧，反复数遍。

【身体疲劳时】

①站立，双手自然垂直，缓慢吸气，用双手掌轻拍胸部各部位。

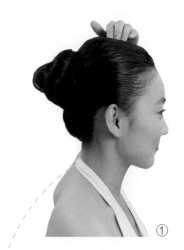

②拍打完后搓热双手摩擦面部。

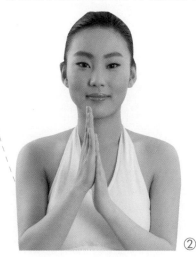

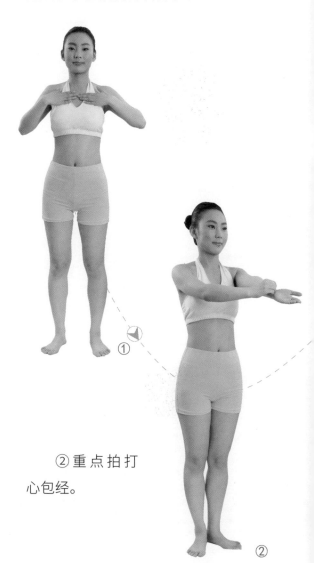

②重点拍打心包经。

【在厨房做菜时】

③拍打胆经。

① 拍 打 关 元 和 命 门，双手前后同时进行 拍打。

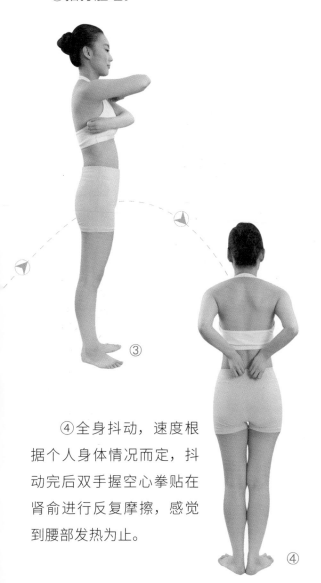

④全身抖动，速度根 据个人身体情况而定，抖 动完后双手握空心拳贴在 肾俞进行反复摩擦，感觉 到腰部发热为止。

②先左手在前、 右手在后进行拍打， 再右手在前、左手在 后进行拍打。

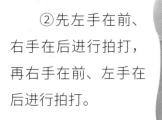

5 分钟缓解身体酸痛操

注意事项：此套保健操采用自然呼吸法，以气引力，顺其自然，柔和均匀，毫不勉强，节奏适中，并随活动量的大小而加深加快。

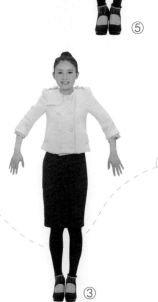

⑤双手在身体前方合十，指尖向上，小臂与地面平行，双臂互相用力。

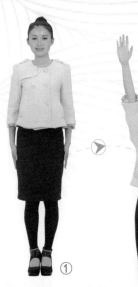

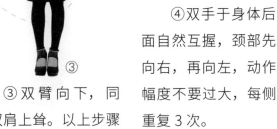

①站立，双膝并拢，双臂自然下垂于身体两侧，目视前方。

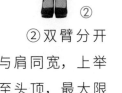

②双臂分开与肩同宽，上举至头顶，最大限度伸展上肢。

③双臂向下，同时双肩上耸。以上步骤②～步骤③重复 3 次。

④双手于身体后面自然互握，颈部先向右，再向左，动作幅度不要过大，每侧重复 3 次。

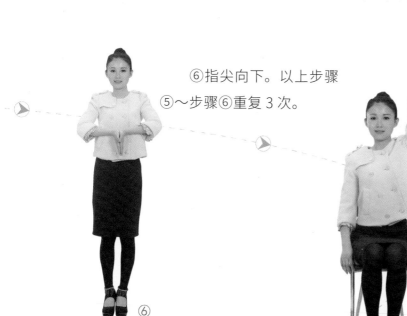

⑥指尖向下。以上步骤⑤～步骤⑥重复 3 次。

⑦坐立，双腿于椅子前面并拢，左臂上举，放下，换右臂上举，重复 3 次。

⑧左腿搭放在右腿上，右手放于左膝，向左扭转身体，左手扶住椅背，保持 10 秒。换另一侧，做相同练习。

⑨半蹲于椅子上方，双手叉腰，头部后仰，胸部向前挺，保持 5 秒，坐回椅子。该动作重复 3 次，最后全身放松。

中老年保健操

注意事项：中老年人要注意适量运动，切忌用力过猛，以适合自己身体需要为前提。身体有疾病的情况下，锻炼前请遵医嘱。

【举臂向上】

①身体自然站立，双脚分开与肩同宽，双臂上举，掌心合十。

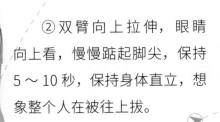

②双臂向上拉伸，眼睛向上看，慢慢踮起脚尖，保持5～10秒，保持身体直立，想象整个人在被往上拔。

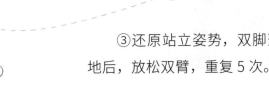

③还原站立姿势，双脚落地后，放松双臂，重复5次。

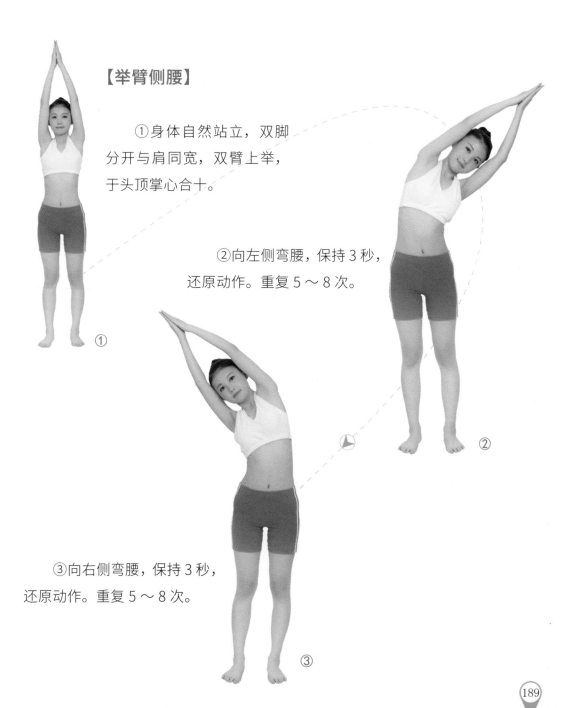

【举臂侧腰】

①身体自然站立，双脚
分开与肩同宽，双臂上举，
于头顶掌心合十。

②向左侧弯腰，保持3秒，
还原动作。重复5～8次。

③向右侧弯腰，保持3秒，
还原动作。重复5～8次。

【对肘扩胸】

①身体自然站立，双手半握空拳，
上臂抬起，两肘于体侧弯曲呈 90°。

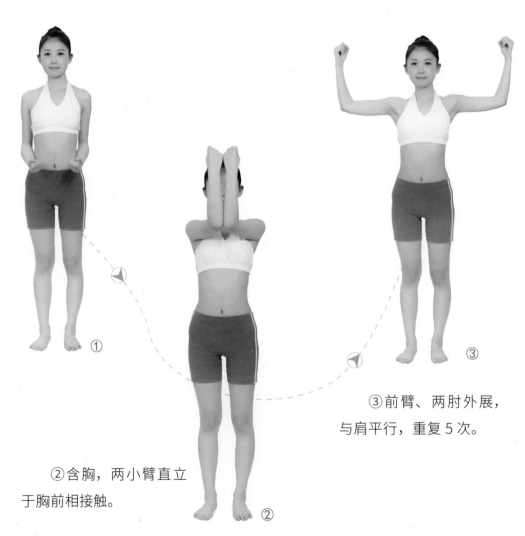

③前臂、两肘外展，
与肩平行，重复 5 次。

②含胸，两小臂直立
于胸前相接触。

【含胸拉背】

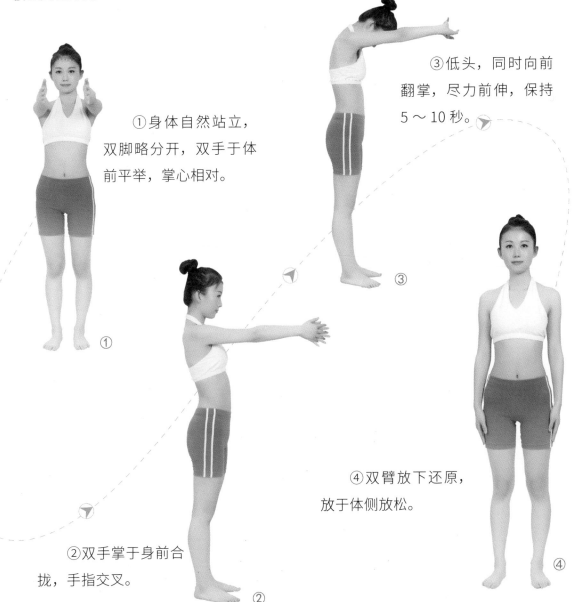

①身体自然站立，双脚略分开，双手于体前平举，掌心相对。

②双手掌于身前合拢，手指交叉。

③低头，同时向前翻掌，尽力前伸，保持5～10秒。

④双臂放下还原，放于体侧放松。

【扩胸拉肩】

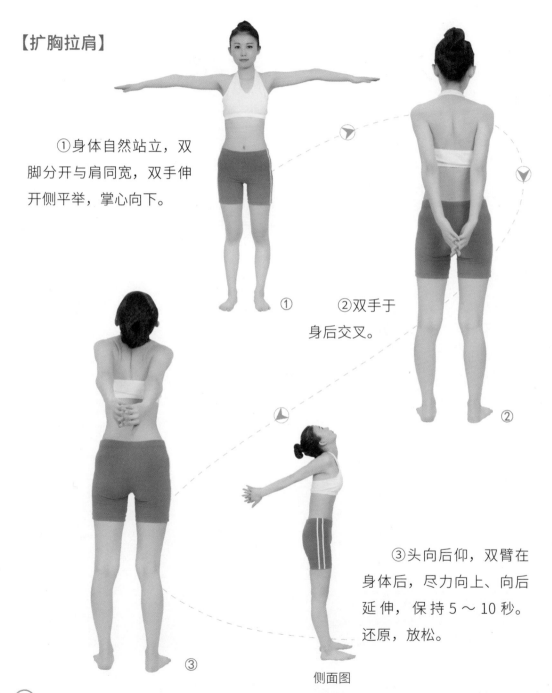

①身体自然站立，双脚分开与肩同宽，双手伸开侧平举，掌心向下。

①

②双手于身后交叉。

②

③

侧面图

③头向后仰，双臂在身体后，尽力向上、向后延伸，保持 5～10 秒。还原，放松。

白领一族办公椅上保健操

长时间对着电脑，久坐不动，不仅会让臀部、腹部脂肪堆积，还会造成免疫力下降、肌肉松软、记忆力减退等问题。连续工作超过 30 分钟，可以起身放松，做做扩胸、伸腰、后仰、踮脚等运动，哪怕是起身接杯水，都是对身体的一种"慰问"。

①两肘弯曲，双手指尖放于同侧肩头上。

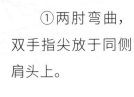

③双手放在腰部后侧，收腹，腰部挺直，头部后仰，保持 5 秒后放松，重复 5 次。

② 由后向前做圆圈旋转运动，逐渐增大幅度，直到两肘在胸前范围相触为止，重复 3 分钟后反向进行。

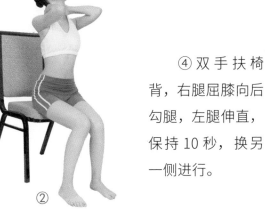

④ 双手扶椅背，右腿屈膝向后勾腿，左腿伸直，保持 10 秒，换另一侧进行。

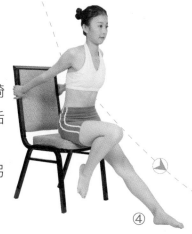

⑤双手叉腰，双腿并拢，挺胸提臀。

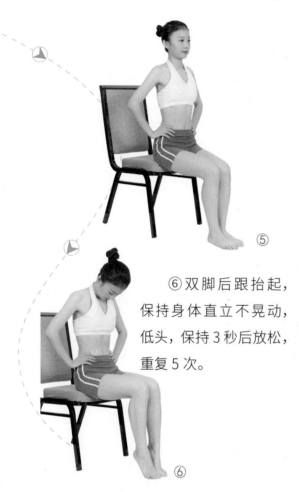

⑤

⑥双脚后跟抬起，保持身体直立不晃动，低头，保持3秒后放松，重复5次。

⑥

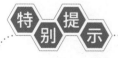

特别提示

注意把后背肌肉拉直，相当于自我牵引的引体向上。

【你也可以这样做——转体推掌法】

左手握拳，收于腰际，右掌向前用力推出，头向左后转，重复10次后换另一侧进行。注意，下身稳住，腿伸直，挺腰收腹，下身尽量不要随之晃动。

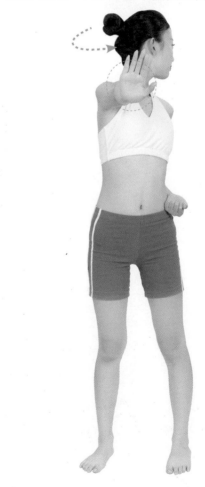

3 分钟拉伸操，缓解疲劳感

长时间工作，容易出现肌肉僵硬酸痛、眼睛疲劳的症状。工作休息的间隙把身体的各个部位拉伸一下也是不错的，比如拉伸手腕、肩膀、双手、颈部等，可以缓解身体的酸痛、肌肉紧张僵硬等不适。

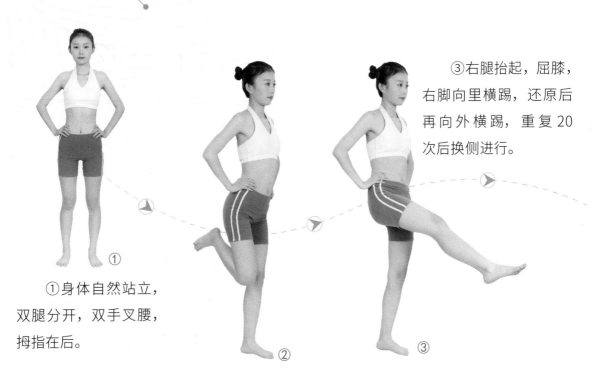

③右腿抬起，屈膝，右脚向里横踢，还原后再向外横踢，重复 20 次后换侧进行。

①身体自然站立，双腿分开，双手叉腰，拇指在后。

②右侧小腿向后抬起，大腿保持原位，右脚向前踢出，还原后再向后踢出，以脚跟触及臀部为度，重复 20 次后换侧进行。

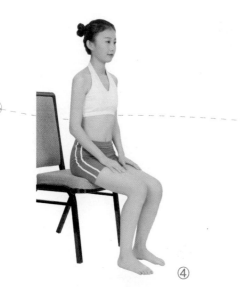

④

④坐直，挺直脊柱，手放于腿上，挺胸，双肩向后靠拢，保持 10 秒后放松，重复 10 次。

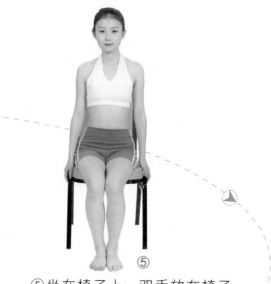

⑤

⑤坐在椅子上，双手放在椅子边缘，支撑身体。

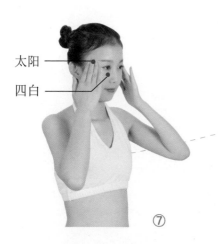

太阳 ——
四白 ——

⑦

⑦按揉太阳、四白。

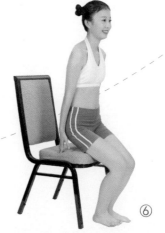

⑥

⑥依靠手、脚的力量，使腿部、臀部向上抬高，保持 5 秒后放松，重复 10 次。

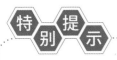

◎刚刚从工作状态中放松下来，不要用力过猛或者强度太大。

◎适当做颈椎前屈后伸以及左右侧屈活动，这样能使颈椎及颈肩部肌肉都得到一定的锻炼，不但能消除疲劳，还能预防颈椎病。

【你也可以这样做——站式放松法】

①身体自然垂直站立，双手于身体两侧叉腰，背部挺直，低头使下颌贴近身体，保持 10 秒后仰头，重复 5 次。

②身体慢慢左转至最大限度，保持 10 秒后换侧进行，重复 5 次。

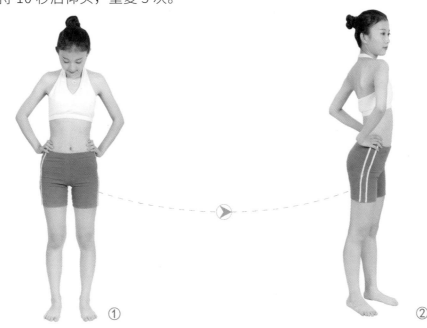